《格致余论》——格物正心之学，至诚明理之论

经典视角下的明医解读

——朱丹溪

王伟 著

U0335045

中国中医药出版社

·北 京·

图书在版编目（CIP）数据

经典视角下的明医解读：朱丹溪 / 王伟著 . —北京：中国中医药
出版社，2020.10
ISBN 978 – 7 – 5132 – 6389 – 4

Ⅰ . ①经…　Ⅱ . ①王…　Ⅲ . ①中国医药学－中国－元代
Ⅳ . ① R2

中国版本图书馆 CIP 数据核字（2020）第 153309 号

中国中医药出版社出版

北京经济技术开发区科创十三街 31 号院二区 8 号楼
邮政编码　100176
传真　010–64405750
三河市同力彩印有限公司印刷
各地新华书店经销

开本 710×1000　1/16　印张 11.75　字数 146 千字
2020 年 10 月第 1 版　2020 年 10 月第 1 次印刷
书号　ISBN 978 – 7 – 5132 – 6389 – 4

定价　48.00 元
网址　www.cptcm.com

社 长 热 线　010–64405720
购 书 热 线　010–89535836
维 权 打 假　010–64405753

微信服务号　zgzyycbs
微商城网址　https://kdt.im/LIdUGr
官 方 微 博　http://e.weibo.com/cptcm
天猫旗舰店网址　https://zgzyycbs.tmall.com

伤寒杂病：为何"伤寒用仲景，杂病用丹溪"

（代序）

曾几何时，"伤寒用仲景，杂病用丹溪"几乎成为中医界主旋律。

十五世纪日本医家陆续来中国学习中医，先后将日本汉方医学发展为"丹溪杂病派"（又称后世派）与"仲景伤寒派"（又称古方派），临床上杂病多用丹溪学说、伤寒多用仲景学说。

明代医家王纶在《明医杂著》中说："外感法仲景，内伤法东垣，热病用河间，杂病用丹溪，一以贯之，斯之大全矣。"亦把丹溪与仲景比肩而论。

有人会问：仲景何止只精通伤寒，不精通杂病？

本书作者王伟的回答：丹溪何尝只精通杂病，不精通伤寒？

在中医历史上，除了仲景能够"伤寒杂病、理法方药"一以贯之，融会贯通，成为经典，还有哪些人能做到呢？

杂病学派的朱丹溪、内伤学派的李东垣，与伤寒学派的张仲景比肩而立。

朱丹溪的"杂病学说"、李东垣的"内伤学说"，完全与张仲景的"伤寒学说"具有同样广度、深度与独立完整性。

　　这是本书作者的观点，是本书的核心价值所在。各方面充足的史料记载告诉我们一个真相：朱丹溪是临床疗效极高的医家，明代的中原与日本数不清的医学高手都是朱丹溪的弟子，他们同样都以极高的疗效取胜。可以说朱丹溪开创了一个医学时代。朱丹溪及其弟子方子特别小，疗效却非常好，公正地看如果他们穿越到现在，也能够以高疗效创造一个医学时代。难怪本书作者王伟直言不讳："如果说张仲景是汉代以前的医学集大成者，那么在张仲景之后再挑选一个集大成的医家，就首选朱丹溪了。"

　　读者对丹溪杂病学说的应用，最熟悉的当属《丹溪心法》所载越鞠丸对"气、血、痰、火、湿、食"六郁的诊疗。故有人因此将丹溪学说简称"气血辨证"，此气血乃广义气血，基本包含了"虚实寒热气血津液、表里上下脏腑经络"等中医辨证要素。

　　如果说仲景伤寒学说是"以六经钤百病"，那么丹溪杂病学说则是"以气血钤百病"。作者王伟眼中的丹溪学说，不但超出狭义的"滋阴"范畴（就像仲景学说超出狭义的"伤寒"范畴），甚至超出了"杂病"范畴，而是一种独立而完整的中医体系，完全与六经辨证的伤寒学说并驾齐驱。

　　是为序。

刘观涛

2020 年 5 月

自　序

　　学医只有一个目的，看清疾病的真相。经典一出，为后世学子照亮了看清疾病真相的道路。从古至今，从未见不读经而成为明医者。经典以至简至真的文字，记录了人体的真相。按理说，此传达天地之道的智慧之书一出，本当横扫阴霾，去除疑惑，人人读之皆当心开目明，看清疾病背后的真相。然而，事实却是读之者多而成之者少，迷茫者多而明达者少！何以故？只有同于道者，道才乐得之。经典的作者是无私的，故能体会到天地之道，亦无私地传授天地之道，只要我们有私心，就不可能得到"经典之道"。

　　很多人读经，不是为了看清真相，而是为了发现前人未发现的学说，将这个学说据为己有，以实现自己功成名就的愿望。这本身就是矛盾的，真相只有一个，经典已清楚地表达了，古代明医所表达的也都是这同一的真相。如果有人找出另一个真相，必定是被扭曲变形的假象。有很多人借助灵感、推理、猜测，不停地扭曲经典，这种扭曲在读经时始终相伴，一刻未停。这些人的头脑有无限的想象空间，经典就被无限地扭曲，而真相就此隐藏。此名利之心，为一私心也。

　　扭曲的真相叠加在一起，形成一套扭曲的学说，这些人以此学说成立门派，于是不再关心经典的真相，而是借此聚拢一批人，向外扩张门派来迷惑更多的学子。这些门派如同一块大石头，将借助经典找寻真相之路堵住，另开了一条非常具有诱惑力的歧路，而这条歧路的尽头是"绝路"。初学者本心为求真相，由于没有系统学习经典的基本功，对诱惑没有甄别能力，很容易入到歧路，再读经典时门派的信念会在脑中出现，将学子引导着偏离经典。走向此路的人会异常亢奋，门派首领的正确性开始超越真相，这种迷信带来的自信让冷静的人害怕。此门派之见，为二私心也。

很多人同时在学习多门派的知识，脑中充斥了各种矛盾的学说，一读经典便陷入迷惑。虽然知道了很多与经典条文有关的知识，一个条文可以讲出多家的论述，这些论述天花乱坠，每一种都能说出一定的道理，但这些论述却是在过度地曲解经典，使读者陷入迷思，始终不知道真相是什么。每一个知识都会对认识真相增加更多的疑惑。如此多闻博识、充满疑惑地理解着经典，就会使经典的智慧迷失于杂乱的知识之中。此疑惑心，为三私心也。

其他种种私心，不胜枚举！如不能够放下这些私心，则天地之理难明。故宋儒曰"存天理，灭人欲"，此非以迂腐之理禁锢人心，而是让人放下私心，让心真正获得自由，方能体会天地之理。历史上以私心学医者多，而能够去除私心以入道者少之又少，故道在历史中时隐时现。汉有公乘阳庆、仓公是入道明理的，之后道被私心隐没；汉末张仲景是入道明理的，之后道又被隐没；汉之后名医很多，入道者亦不少，最有代表性的入道者就是金元朱丹溪。

丹溪先生以扎实的儒学正心修身功夫入医道，以其恒久地对中医经典与天地之理格物致知的体会，以"气血阴阳"的切入点透彻地领悟了天地与人体之理。丹溪先生传承了被私心隐藏的经典医道，并用此理服务于百姓，使百姓获得健康；传之后世，为明朝的中原与日本开创了一个医学时代。可以说丹溪先生以无私之心与经典相合，做到了宋儒张载的理想"为天地立心，为生民立命，为往圣继绝学，为万世开太平"。

"道并行而不相悖"，同为入道者，仓公、张仲景、朱丹溪每个人有每个人的切入点。他们所差异的是切入点不同、表达方式与基本概念不同。相同的是都找到了共同的道，也都是在阐发共同的道，故都可以称得上明医。虽然明医间可能存在功力深浅的微妙差异，但都值得我们认真地向他们学习，这种学习非博闻强识地学知识，而是安静地以不同的视角切入到经典之中，从不同的视角欣赏经典之美。我们从不同的路径朝向同一目的地前进，需要保证基本概念不能混淆，时时守住经典的方向，这样才能既不会产生混乱，同时对不同的明家又可相互印证，防止自己陷入误区，也防止自己产生认识的盲区。

现代人对朱丹溪有太多的误解，主要的原因就是对基本概念的曲解。朱丹溪所说的阴阳并非我们所认识的阴阳，丹溪先生所倡导的养阴也非很多人所理解的那样。基本概念理解有偏差，必然会对他的学说产生误解，攻击他的人也多是因为此误解所致。

我认为：朱丹溪不是独创了滋阴学派，而是精细真实地识得人体的微妙变化，在诊断与治疗中时时守住人体之阴，此阴代表着清净濡养之气。朱丹溪的所有概念，均源自于中医经典与中国文化。本书从中医经典与中国文化的视角来学习朱丹溪，试图找到丹溪先生思想脉络的源头，还原其所述概念的本意，理清朱丹溪的思维体系与诊疗思路。最后使读者能简单真实地理解丹溪思想，借助经典与丹溪先生产生共鸣，以欣赏丹溪思想之美，以明经典之道。

仲景曰："余每览越人入虢之诊，望齐侯之色，未尝不慨然叹其才秀也。"而我每览丹溪先生之《格致余论》，亦慨然而叹其才秀。此为诚意正心、格物致知之论，阐发了医者当与天地参的大义。丹溪先生所言之理简而真，禁不住让人反复体会。

在阅读本书之前，建议读者先放下任何对丹溪先生的见解，保持恭敬心安静地阅读一遍《格致余论》，再阅读本书。

希望本书能带您了解一名真实的医学巨匠——朱丹溪，并从朱丹溪的角度来看清人体的真相。

王伟

2020 年 4 月

经典视角下的明医解读——朱丹溪

从经典视角审视后世医家

（代前言）

一、中医经典与后世医家

中医经典是指汉以前记载医道的书，包括记载医理的《黄帝内经》《难经》，记载本草之理的《神农本草经》与医方之理的《伤寒杂病论》。后世医家是指汉代以后的医家，其所著的医书为后世医书。中医明家是指对医学有透彻的见解，能够为一个时代点亮一盏明灯，并能够影响后代人的医家。

无论对中国文化的哪个分支来说，对其最严重的否定就是"离经叛道"。可以说中国所有的学问都是经学，儒家、道家是经学，数术、兵法、书画等也是经学，中医亦是经学。因为经中记载的是最本质的规律，即各家所谓之道，不管从事哪个行业，找到该行业的最本质的规律是从业者的最终极目的。如果离开了经，找不到最本质的规律，就如同人失去了眼睛。

作为中医如果不借助经典认清天地的运行规律、人体内部气血的运行规律、疾病作用于人体的变化规律、药物以偏纠偏干预人体的规律，不认清这些最本质的规律就去临床，如同盲人奔跑，必然四处碰壁。而如果以一套不合于经典的理论体系来指导临床，无论这套理论体系看起来多么完美，都将把人引向错误的深渊。

　　成为"明医"是每个中医人共同追求的目标，这里的明医非指建功立业成就名气，而是能够明明白白地看清疾病，掌握天地与人体的规律，成为"得道"之人。因此无论是家传学习、医学院学习，还是自学，最重要且必须要走的道路就是深入地学习经典，将经典烂熟于心，真实细腻地体会到经典大部分篇章所说之理。

　　后世医家分为两种：一种是通过学习技法以行医者，即仲景所云"各承家技"；一种是通过学习规律以行医者，即仲景所云"思求经旨"。只有通过思求经旨的学习，才是通往明医之路。学习的方向极为重要，如果方向错误，越学离经越远，叛道越重。后世真正的明家无不是读经的高手，其著作也都是在阐发天地之道。因此后世真正的明家虽然有各自的理论，但都与经典所述是一致的，只是将经典换一种方式来表达而已。

　　后世明家用自己的语言与概念描述了经典所言的天地与人体之道，他们对道的阐发是细腻全面的，不会有遗漏与改动。我们读后世明家的著作，只要放松下来，理清各明家概念的本意，顺着明家的指引去体会道，就会发现所有明家都是在说一件事，所差异的只是切入点的分歧，其所言说的道就是经典之道。

　　可以说经典是源，后世明家是流，无论源与流都是同一条河流；经典是树根，明家是枝叶花果，无论根与枝叶都是同一棵大树。朱熹言："合天地万物而言，只是一个理。"天地只有一个理，中医也只有一个理，就是经典所载之理，亦是后世明家所言之理。

二、为何要从经典的视角看待后世医家

◇ 能够捕捉到后世医家的学术精髓

中国有句俗语：外行看热闹，内行看门道。同样的东西，外行与内行关注的点与关注的深度是不同的，收获自然各不相同，只有看到了门道，才能有大的收获。这种差异体现在中国文化的方方面面。读一首古诗，有人能够陶醉其中，反复体会诗中的韵味；有人读起来味同嚼蜡，即使知道诗文的语意，也读不出美感。

同样一本朱丹溪的著作，读者境界不同，所站角度不同，读后会得到不同的结果。在我刚学中医时就仔细阅读过朱丹溪的书，但并未引起我的重视。在我反复阅读经典之后，再来读朱丹溪的著作，则如获至宝，这就是因为借着经典看到了门道。

如果没有学习经典的基本功，阅读后世医家的著作，只是学到了很多知识。虽然可以记住他们介绍的所有知识点，可以在临床中照搬这些经验，会模拟他们的推理方式去推理辨证，但是并不能够真正地融入这些医家的思维之中，不能够真正地体会到这些医家的学术精髓。这样我们仅仅是博学的，而不能精深。

如果我们从经典的视角去看待后世医家，是从深层次与后世医家沟通，这种深度沟通会引起共鸣，我们便会有陶醉其中的感觉，便能够发现后世医家的学术精髓。

◇ 能够使自己的思维不混乱

中国文化传统的观点认为"道并行而不相悖"。

如果我们不从经典的角度去学习后世医家的论著，很容易陷入

思维的混乱，觉得每个医家说的都有道理，但是不能将他们有分歧的论述融会贯通，这会造成在临证时无所适从。

很多病证，如果用一个医家的思维方式去分析是一种治法，而用另一个医家的思维方式分析却是另一种治法，两个医家又都是临床大家，分析的都很有道理，但是治疗方法却大相径庭，这种相悖很容易使我们在临证时混乱。

以经典为根基然后再去学习后世医家的论著，我们就有了明亮的眼睛。如果后世医家说的跟经典明显有大的出入，我们就知道这个医家的认识未必是正确的，以经典为标准能够轻易地识别出很多虚构的医理。

对源自于临床的真实医理，我们从经典的角度去认识，很容易与之产生共鸣，会深切地认识到这些医理的真实性与得之不易，对这个医理的认识既不会夸大，也不盲从。在临证时，我们能够清晰地认识到，某个医家为什么用这样的专业术语来描述病人，另一个医家为什么用另一种术语来描述，其实描述的都是同一个事实，只不过所用的是不同的术语及不同的切入点而已。这样我们对疾病的认识就会更明确，而不会发生混乱。

如果没有经典作为基础，面对这样的问题我们会陷入一个两难的困境：如果我们读了很多的后世医书，自己却没办法统合，会造成思维混乱；如果读的医书太少，没有一定的积淀，对疾病的认识也很难深入，对很多疾病不能够应变。以经典为基础再学习后世医书，越学越明了，越学看病越真实深入。

◇ 可以真正地在临床中复制后世医家的经验

后世医家有很多独特的经验，如果我们仅仅是记住这些经验，虽然在临床应用中有时会有特效，但如果不把这些经验上升到经典的层面来认识，很多时候会是无效的。单纯地应用经验有很大的不确定性：偶尔中的就非常有效，有效却不知其机理；不中的便无效，甚至加重病情，面对这种无效却找不到原因，更不知如何对治。

同时还有一个不能忽视的问题，对于同一个病证，大家往往会知道很多后世医家的治疗经验。如果不明理，我们在面对这些经验做选择时就会陷入困难，每个经验都说有效，究竟该选哪一个？这很难做出正确的选择。

如果是从经典的视角来学习后世医家的经验，就会知道它的机理，会从细节处知道它的应用条件，不会夸大经验的作用。这样在临证时，明白人体得病的机理，也知道后世经验的机理，知其然亦知其所以然，面对病证，可以信手拈来，选择恰当的后世经验去治疗。这样应用经验疗效才会稳定。

很多人迷信经方而无视后世的经验。我要说，即使是学习和应用经方体系，若在不明理的情况下应用，也不会有稳定的疗效；后世医家的经验是宝贵的，若能明理地应用，疗效也会非常好。

我们要学习经方的法度，没有"经方的法度"，对后世方药的应用很难深入地体会，而同时我们又不能过分地死守经方却不知变通。

三、如何以经典为视角审视后世医书

后世医书那么多，如何从后世医书中，挑选出真正有价值的去深入研究？若能选出好书，我们就可以少走弯路，这是非常有意义的。这里需要用一个标准来衡量后世医书，而且这个标准必须能够准确真实地反映出后世医书的真实价值。

对于医书的评价，不同的人持有不同的标准：有的人重视临床实用性，书中越多的独特经验，越多的医案分析，就越认为是好书；有的人重视理论，书中的理论体系越复杂，逻辑越严密，就越认为是好书；有的人喜欢玄学，书中越充满神秘色彩，越高不可攀，越认为是好书。大家都秉持着自己的标准，去选择自认为的好书去学习，结果是越学越加重了自己固有的认识，越学越偏，却难以自知。

对于与生命密切相关的医学，探寻疾病的真相是最重要的。由于我们秉持不同的标准去努力，方向便很容易产生偏差，很多人不再是探寻真相而是去丰富经验或丰富想象。当这些经验与想象丰富了以后，也就不会去再寻找真相了。故仲景曰："多闻博识，知之次也。"

所以，我们无论阅读多少后世医书，都必须以找到真相、守住真相为前提。这真相记录在经典之中，也同样记录在明医的著作之中。这真相是中医的精髓，这真相又称之为"道"。"人能弘道，非道弘人"，经典是弘道之书，我们要从后世的医书中找到与经典一样弘道的，这样我们对道的认识才会越来越细腻深入。

弘道的医书具有的共同特点是：朴实、客观、细腻、重视规律。《黄帝内经》与《伤寒论》都具有这些特点，合于道的后世医书也应该具有这些特点。

朴实，是道的特性。古人最常用于形容道的字就是"素""朴"。合于道的医理也需要具备朴实的特征，能够在百姓的日用中体现出来，能够让朴实的百姓一听就明白。不仅医理朴实，用于表述道的语言也应该是朴实的。文以载道，朴实的文才能作为朴实的道的载体。《伤寒论》与《黄帝内经》就是用了极为朴实的语言，阐述了极为朴实的道。如果著书是为了弘人，为了让自己有名气，那么书中记载的医理多会非常复杂，多呈现难以驾驭的玄妙，记载医理的文字也会趋向浮华。这些以弘人为目的的书，读多了只会使人更加迷惑，只可远观，不可亲近。玄之又玄的医理是不合于道的，没有临床实用性，越学人越浮躁，越学人越糊涂。而合于道的医理是朴实的，越学人越朴实，越学人越明白。

客观，是医学应该具备的基本态度，没有一点儿个人色彩，真实地去观察，才能够真正发现疾病的真相。不能有离开事实的推演，不能有个人主观的猜测，只是真实客观地观察。弘道的医书，是在客观真实地记录病人的表现，客观真实地分析表现的内部机理，客观真实地记录治疗的临床效果。而以弘人为目的的医书，会习惯性地扭曲真相，以自己的大脑去推演猜测病情，会不基于事实而构建出一套理论模型，会夸大临床疗效，会炫耀神奇的个案，这些都会迷惑我们，让我们不能真实地看清疾病。作为对病人负责任的医生，应该时刻保持清醒的头脑，谨防自己陷入主观猜想的狂热之中。很多医生在很多时候，前一步是在客观真实观察，后一步就陷入了主观猜测。

细腻，是成熟的医学该有的特点。医学就是无止境地探索人体的学科，随着深入客观地观察人体，对人体的认识必然越来越细腻。这不仅体现在对人体的观察细腻，对疾病的思辨也细腻缜密，而且临证处方也细腻。但无论多么细腻都是以客观真实为前提，且条理分明，没有混乱。我们学习经典与后世明医的著作，永远不能说"我已经懂了，以后不需要再读了"，这种认识只会让我们放弃进步。反复读诵，这样才能够让认识更加细腻。临证亦是如此，并非临证越久经验越丰富，很多人临证只不过是机械地重复，这种重复是不会有进步的。我们要在临证中使自己的诊断、思辨、处方越来越细腻。衡量一名医生临床功力的深浅，不是看他懂得多少知识，看过多少病人，而是看他在临证时的客观与细腻程度，这是最踏实的功力。以弘人为目的的医书拒绝细腻。我见到很多人以各种理由拒绝细腻，自满于以前的成功案例，却不知道如果能够细腻下去，每个自以为骄傲的案例都可以更加成功。

重视规律，而不是经验，这是医学该有的高度。天地有天地的运转规律，人体有人体的运行规律，这个规律具有普适性，人虽然有高矮胖瘦不同，但都遵循同样的规律。这个规律不以人的意志转移，它只能被发现不能被更改。这个规律详细记录在经典之中，后世弘道的医书也是在探讨这个规律，并与经典所记录的规律相合。所以弘道的医书不是在编造医理，也不是篡改经典的医理，而是去发现不被重视的规律，其所载的医案是如实地记录了规律在临证中的应用。而弘人的医书不重视规律，或夸大个人对规律的改造，或不谈论规律，医案多是过分夸大个案的神奇，个案不能够重复，也不能够显示出如何运用规律来纠正人体，阅读这些个案后会让人心浮气躁。如果没有静下心来对规律的把握，不会有稳定的高疗效的临床效果。

除了在上述具体特性上弘道医书与经典相同，还有一个总的特性相同，那就是文气相同。文气是最不容易隐瞒的。"文以气为主"，静静地反复读几遍经典，经典的文字会带给我们一种感觉，这个感觉就是古人所说的"文气"。经典的文字带给人的感觉就是恬淡虚无，是中正沉静，是质朴又充满内涵。我们每个人有每个人的习气，而经典所承载的是天地之气。孟子曰"吾善养吾浩然之气"，即是通过反复读经，反复体会经典的气，人以此气而为人，中国的一切学问都是悟道与修道，即是在体会天地之气与养护天地之气。

我们学习经典是让自己能够充分地体会到这个气，合于这个气，并在日常诊疗与生活中，保持着经典所传达的气，去服务他人。我们记住这个感觉，这个气是明道的医书该有的气。我们以经典所传达的气去审视后世医书，如果读诵后世医书所带来的感觉与经典相同，那么这本书就是弘道之书，这本书的作者就是明道之人。相反，如果与经典之气相悖，那么这本书就是为了彰显自己的弘人之书，这本书的作者也不是真正的明医。

之所以选择朱丹溪的《格致余论》进行系统深入地学习，最主要的原因是《格致余论》的文气与经典比较相近，非常朴实、客观、细腻，重视规律。我们守住经典，学习《格致余论》，这样就可以对人体规律的认识更加深入，更加细腻，更加真实。

王伟

2020 年 5 月

目　录

第一章　医圣之后的医道传承人——朱丹溪

　一、朱丹溪的医学成就　………………………………………3

　二、朱丹溪思想的精华之作《格致余论》　……………………6

　三、《格致余论》的内容分类　……………………………………8

第二章　朱丹溪的治学方法

　一、朱丹溪关于学医的思考　…………………………………13

　二、朱丹溪的思想源头——理学　……………………………15

　三、理学思想的修证之路　……………………………………17

　四、格物的方法　………………………………………………22

　五、格物致知的思维特点　……………………………………25

　六、学习朱丹溪的方法　………………………………………28

　七、取法乎上，得平其中　……………………………………30

　八、古代的读经教育　…………………………………………33

第三章　朱丹溪的诊断体系

　一、诊疗顺序与脉诊纲领　……………………………………39

二、寒热虚实的精准诊断（浮沉迟数与寒热真假）················ 44

三、朱丹溪对气血的诊断 ·············· 54

四、朱丹溪对诸郁的诊断 ·············· 57

五、朱丹溪对老痰瘀血的诊断 ·············· 59

六、朱丹溪对五脏的诊断 ·············· 64

七、色脉相合诊法 ·············· 65

八、脉诊之"治病必求本" ·············· 67

九、小结 ·············· 69

第四章　丹溪学说的理法方药

一、朱丹溪临证时的思维方式 ·············· 73

二、朱丹溪对阴阳的认识 ·············· 76

三、"阳常有余阴常不足"的真意 ·············· 82

四、朱丹溪对五行与五脏的认识 ·············· 84

五、朱丹溪的治病思路 ·············· 89

六、朱丹溪的处方特点 ·············· 92

七、朱丹溪对本草的认识思路 ·············· 96

第五章　丹溪论病举例

一、朱丹溪论病 ··············101

二、朱丹溪治疗痈疽 ··············102

三、朱丹溪治疗鼓胀 ··············106

四、朱丹溪治疗邪祟病 ··············109

五、小结 ··············112

第六章　朱丹溪杂述

一、朱丹溪对守禁忌的论述 ··············117

二、朱丹溪对张子和攻击法的论述 ··············119

经典视角下的明医解读——朱丹溪

三、朱丹溪对伏阴的论述 ·················· 121

四、朱丹溪对慈幼的论述 ·················· 122

五、朱丹溪养老论 ······················· 125

六、朱丹溪饮食色欲论 ···················· 128

七、朱丹溪对人迎气口脉的认识 ············· 131

八、小结 ······························· 132

第七章 走出丹溪，再品经典

一、回归经典的指引 ····················· 137

二、顺应经典之道 ······················· 139

三、要习惯用中医的语言描述人体 ··········· 141

四、《素问》的脉诊体系 ·················· 143

五、《玉机真脏论》的病机脉法 ············· 147

六、《平人气象论》的五脏脉法 ············· 154

七、《内经》脉法的相关疑问 ··············· 159

八、总结 ······························· 162

后　记 ································· 165

第一章

医圣之后的医道传承人——朱丹溪

如果说张仲景是汉代以前的医学集大成者，那么在张仲景之后再挑选一个集大成的医家，首选就是朱丹溪。

朱丹溪和他的弟子们开创了一个医学的新时代，对中国明清医学，以及日本医学都产生了深远的影响。

一、朱丹溪的医学成就

◇ 医学之集大成者

如果说张仲景是汉代以前的医学集大成者，那么在张仲景之后再挑选一个集大成的医家，首选就是朱丹溪。

集大成者不是博学家，而是博览前人的著作，并以经典的高度加以统合，使得前人留下来的资料升华，真正做到勤求古训与博采众长的结合。

"子曰：君子博学于文，约之以礼，亦可以弗畔矣夫。"（《论语·雍也》）我们不能不关注医学的发展，也不能盲从于医学的发展，需要如古代的明家一样，既全面关注着医学的发展，又坚持以经典作为基础。以扎实的经典根基，正确地对新的医学方法归类，并将其约束于其真正适用的范围，如此既博学于文，又约之以礼。

张仲景将古代经典与前人留下的经方结合，著成《伤寒论》，使得经方得到正确的应用，真正意义上发扬了经典也发扬了经方。朱丹溪并没有发明一首方剂，他同样是将古代的经典与金元以前的方书结合，以经典为基础，广集众家之所长，著成《格致余论》等医书，传之后世，使得各家与经典得以发扬。

当然，一提到朱丹溪，每个人脑中都会出现不同的形象，不乏有贬低朱丹溪的言论，尤其是很多人把朱丹溪归为滋阴派，但笔者不认同这个观点。因为笔者综观《格致余论》与《丹溪心法》，朱丹溪的处方应用滋阴药的比例非常低。恰恰相反，朱丹溪认为：不管饮食还是治疗都不该太滋腻。

请读者朋友先放下对朱丹溪的偏见，与我一起来还原真实的朱丹溪，去探索他的医学境界。

朱丹溪在医学上的成就是有目共睹的，他和他的弟子们开创了一个医学的新时代，对中国明清医学，以及日本医学都产生了深远的影响。下面，我仅从经典的角度来介绍朱丹溪的成就。

◇ 将中医提升到了该有的高度

中医学本身高度很高，它的目的是在探索天地与人体的运行规律，即修道之学。古代无论哪个行业的圣贤，都是致力于这个共同目的。所有的明医都是通过观察人体、治病救人以明天地之道，疗效只是用来验证自己所明之理是否合于道。但这个目的却总是被遗忘，遗忘的典型表现就是医生们不再深入地学习经典了。

仲景之后的医生，大多迷信方书，还偶有迷信玄学的，鲜有能把医学回归医道者，以致医道渐隐。及至宋金元时期，医生这个职业渐成工匠之行，上至朝野，下至百姓，多以医为小道，宋代的大臣甚至不愿意以《资治通鉴》与高丽国交换医学经典《灵枢经》。朱丹溪在《格致余论》的序中感慨："遂直以为古书不宜于今，厌而弃之，相率以为《局方》之学。间有读者，又以济其方技，漫不之省。医道隐晦，职此之由，可叹也。"丹溪先生弃举业学医的目的："士苟精一艺，以推及物之仁，虽不仕于时，犹仕也。"他不满足于当时医生的工匠之学，他是志于道的，他学医不是为了得到一个糊口的技能，而是要找到真正的活人之仁术，以达到儒家内圣外王之志。通过勤求经典，最终找到了经典的路径，相通于仲景，达到经典所言的天地之道的高度。

朱丹溪身体力行，展示了医学该有的高度。他从经典入手，体会到经典所说的天地与人体的规律，顺应这个规律选择治病技法，应用方剂信手拈来，取得了很好的疗效。而当时的医生自负于其所掌握的方剂与治疗技法，真实的疗效较差却不知自省。所以他与弟子，无论是在医学的高度上，还是真实的看病能力上，都远超当时的医生。

医学的高度不在于掌握多少治病技术与特效方剂，而是细腻真实地体会到天地与人体的规律，并能够顺应这个规律调理好病人的身体。

◇ 还原了中医经典诊疗思维

中医临证时的思辨方式应该是简易真切的，这些对症状的思辨过程应该符合天地之理。思辨的方式决定了一个医生是否合于道，也决定了这个医生的高度。

从淳于意的医案与张仲景的《伤寒论》可以看出，真正中医的思辨是缜密的，通过简易且缜密的思维能够看清楚疾病的真相。随着时代的发展，医生们的思辨方式已经完全不符合经典的思辨。医生们大都把思辨的重点放在了病名上，有什么病用什么方，金元之前的方书大多是以病名为归类方式，这种思辨只求得到一个治疗方法，不求看清疾病的真相。还有一部分医生陷入抽象的哲学思辨之中，将医学的思辨变得复杂而缺乏实用性。

朱丹溪所著《格致余论》，不是创新了一种思维方式，而是他找到了经典的思维方式，他的思辨完全符合经典，是由道而发出的思辨，简易真切。其思辨能够清晰明了地看清楚疾病的病机，思维缜密，读者很容易掌握，符合人在最清净状态的思维习惯，也很容易取得好的临床疗效。

朱丹溪在经典思维与我们的思维之间架起了桥梁，后世很多医生都是在借助朱丹溪的思辨方式以读懂经典，并进一步地合于道。

二、朱丹溪思想的精华之作《格致余论》

朱丹溪的著作很多，其亲笔所著的有《格致余论》《局方发挥》《本草衍义补遗》，其弟子整理的有《丹溪心法》《丹溪手镜》《金匮钩玄》《丹溪治法心要》等。比较有影响力也比较有代表性的著作是《格致余论》与《丹溪心法》。

《丹溪心法》是一本医学操作书，以病名为章节，非常详细地介绍了每一种病朱丹溪的辨证分型、辨证要点、辨证用方。是弟子赵以德、刘叔渊、戴元礼等所整理的朱丹溪的临证心得，并附以他们自己的见解。此书刊行之后，影响很大，医者临证时只需依书而行，皆会取得不错的疗效，因此这本书的实用性非常强。我没有资格点评这本医著，我仅分享我对此书的看法。此书针对的是当时的医生，所以并没有从格物致知入手，而是围绕着具体的临床技法展开。对于大部分的医生而言，他们想要学习的是一个养家糊口的技能，因此这本书流传很广。就实用性而言，《丹溪心法》不愧为一本好书，但是这本书不能真正反映朱丹溪的思想，这本书只关注了朱丹溪的技法，没有深入朱丹溪的内心，没有与朱丹溪一同去格物，可以作为了解朱丹溪的入门书，而真正能够全面反映朱丹溪思想的是他自己所著的三本书，其中尤以《格致余论》最值得反复学习。

《格致余论》是一本满是精华的小册子，从名字就可以知道，这本书是朱丹溪教授用格物致知来观察人体与疾病的书，其言简，其理真。只要我们以格物的心态去读，会越读越美，他不是增加了什么知识，而是让我们体会到天地与人体就是书中所说的样子，非常明了。书中所有的论说，都是在引导读者回到正心诚意的状态去看问题的本，是在唤醒读者的认知，而不是灌输。如果没有以格物为前提去读，我们会觉得这本书缺乏玄奥，也不深邃，更没有神奇的医案，太过平淡，对临床无太多裨益。

下面先让自己的内心回归柔软中正，精神以"轻触而不抓扶"的状态去读这本书，我相信你一定会爱上它。

轻触而不抓扶——不知道是否在古代经典中有类似的说法，目前我还没找到比这个自撰的语句更贴切的表达方式。就如同我们进入平静的水面，如果用力过猛肆无忌惮，水面会因我们进入而生起波澜，此被扰动的波澜会打破水面的平静，使我们不能充分体会到水中的世界。我们需要轻柔舒缓地进入，以保持水面的平静。在读《格致余论》时也当如此，不要带着一大堆知识去读书，读书时也不要头脑紧张，用力过猛，紧张的头脑会搅动书本的原意，使作者的本意被曲解，而不能很好地体会作者的思维世界。放松下来轻轻地借助视觉触碰文字，轻轻地体会文字的语言，进入作者的思维世界。

亦如同我们要控制运动的物体，如果用力过猛，则会与运动的物体碰撞，对物对己都有损伤，这种改变运动是不和谐的干扰。我们需要轻柔且顺着物体的运动缓慢切入，就如同汽车离合器的齿轮与运动的发动机齿轮相合，这样合入物体的运动，与物体一同运动，既可以充分体会到物体的运动轨迹，亦可以不造成伤害而改变物体运动。我们体会《格致余论》中作者的思维运作亦当如此，轻柔地顺着文字的引导切入作者的思维运转之中，合于作者的思维运转，方能充分体会到作者的思维，亦可以灵活地运用作者的思维。

轻触而不抓扶，即轻柔地进入，柔顺地随着事物的变化而动，不紧抓，也不退缩，轻轻地粘住。读经典与读后世医书皆当如此；临床的诊断与治疗皆当如此；生活中的待人与接物亦当如此。保持恬淡虚无不是什么事情都不做，而是以最省力最高效的方法去做一切事，这个关键就是做任何事时始终保持轻触而不抓扶，这将是接下来学习的重点。

"知其要者，一言而终，不知其要，流散无穷"，相比较而言，《格致余论》所言的是要，为本，很简明的一言而终；《丹溪心法》所言的为技法，为末，所以有所流散。《丹溪心法》读完之后我们会记忆大量的临床实用知识，《格致余论》读完之后，在知识上似无所得，而内心中的条理会更清晰，会内心泰然，"如醉之醒，如惑之解"。

三、《格致余论》的内容分类

历史上的中医高手有两种：一种是理论高手，一种是临床高手。

理论高手，是用头脑在思考名为道的理论，通过苦思冥想与严密的推理，创造出前人未发的理论，要足够复杂、玄奥才能称为好的理论。这种理论巨著读起来多让人感慨，感慨其庞杂的理论体系与大跨越的推论想象，没有作者的知识结构难以明其所言。这些书籍是为了研究中医而作，难行于临床。临床所见的唯有真实，不允许半点基于事实的猜想，多想一步就是错误，只有真实还原疾病的真相才能够治好疾病。

临床高手，是身体力行地验证道，体会到道的运行规律。只有身心真切地体验到了规律才能于临床中行之有效。临床高手不会放任头脑去胡思乱想，不会过分推理，而是让大脑安静下来去探究疾病的真相。临床高手的著作只是谈论亲自验证的规律，引导读者去体认到这个规律，用简单的道理引导读者真实地看清疾病。

丹溪先生是临床高手，《格致余论》为探索疾病真相之作，是朱丹溪在格物下体会天地、体会人体与体会《黄帝内经》（以下简称《内经》）之作，没有玄奥的理论，都是基于临床的体会，内容可分为三类，我们分而论之。

第一类内容为朱丹溪格物致知体会天地之理，论述天地运行之道。人欲长生，当合于天地之理，即"法于阴阳，和于术数"。因为时人被各种欲望迷惑，不识天地之理，亦不遵循天地之理以养生。丹溪先生慈悯世人，故立论以让天地之理彰显，劝诱世人遵守上古之时的生活以养生，其论如《饮食色欲箴》《阳有余阴不足论》《养老论》《慈幼论》《茹淡论》《房中补益论》等。所谓上医医国者，非以自己的才力服务于帝王家，以成绝世之功勋，而是在国人中显明上古圣人之教，医国人之气，使民复归于朴，让百姓自然志闲而少欲，避虚邪与贼风，天地之真气在百姓中自然地运行。这些论述虽未直接谈及具体的治病之法，但是为治病之大纲领，这些论述的理念渗透于所有具体病的治疗之中，为其他论述之母，我们需要反复体会，认同这些论述为应用具体治法的基础。

第二类内容为朱丹溪对一些具体病与具体治法的论述。这些论述占《格致余论》的大半篇章，为朱丹溪在格物致知下的临床观察，并引用经典与之相验证。我们之所以不能够观察到疾病的真相，是因为我们不能够很好地格物。我们需要借助这些论述的引导，在格物的状态下看清疾病的真相，这样我们才能够将这些有关疾病的论述应用于临床。一旦临证就知道了，疾病在表象的变化是非常复杂的，如果不掌握疾病的内在变化规律，学再多针对表象的治疗方法都不能够在临床中取得稳定的高疗效。朱丹溪生活年代的疾病谱与我们现在常见的有差异，我们只有明白天地运行之理，借助丹溪所列举的疾病，细腻地体会到人体的变化规律，才能将朱丹溪的思想在现在的临床中灵活地展现出来。

第三类内容为朱丹溪对经典文意的解读与答疑，如《生气通天论病因章句辨》《左大顺男右大顺女论》《人迎气口论》等。篇章很少，这些解读很多只是为了给经典一个合理的解释，属于学术范畴，可以做学术上的讨论。我们可以看到很多医生在具体的学术考证上由于时代的局限，对某一段经文的解读各异，很多都存在很大的漏洞，但这些并不影响他们思想框架的正确性，我们应该在学术上据理争辩。在学术上中医在不断地否定中进步，在大框架的道的层面，中医是很完备的，这个框架完美保存在中医经典之中。

接下来的章节，我们要保持正心诚意，以格物致知为方法，以经典为基础，顺着《格致余论》的带领，简单真实地发现疾病的真相。

第二章

朱丹溪的治学方法

中国文化总的努力方向是明明德，即让天地之道在自己身上得到彰显。

理学家对天地之道的思辨是非常深入的，他们沿着《大学》的道路治学与思辨。

朱丹溪在学医之前，已经系统学习了多年的程朱理学，在理学方面有很深的造诣，对天地之理有很深的体会，这为他成为明医打下了扎实的基础。

一、朱丹溪关于学医的思考

丹溪先生于《格致余论》序中，感慨当时之医学习方向错误，不习经典，唯习《局方》（即《太平惠民和剂局方》，下同），致使载方之书盛行，而载道之书鲜有读者。"《素问》，载道之书也，词简而义深，去古渐远，衍文错简，仍或有之，故非吾儒不能读。学者以易心求之，宜其茫若望洋，淡如嚼蜡。遂直以为古书不宜于今，厌而弃之，相率以为《局方》之学；间有读者，又以济其方技，漫不之省。医道隐晦，职此之由。可叹也！"

丹溪先生所叹者有二。

一叹，感慨时人被《局方》所迷，"《局方》流行，自宋迄今，罔间南北，翕然成俗。"

《局方》之学为"执一定之法，以应无穷之疾"，无论怎么夸大《局方》的疗效，都可知其难以真正高效地指导临床。且《局方》之方以香燥之品居多，以现在的文献看宋人用方喜用香燥之药，香燥药能动气，使气快速地流通，对于很多瘀堵疼痛不用精细地辨证，却都会即时产生较好的效果，只求眼前短效的医生必定喜欢应用。用动气之法治病，虽有短效却有长久的弊病，此类药耗气血伤津液，轻症易引邪气入里、致病缠绵，重症则气血难复矣。此类药的立方之法非为顺应人体气血之理，组方亦非以君臣之法度相配而成，而是以经验特效药物组合而成，所选药物非根据其气味之偏性，而是经验总结的功效。非言《局方》之方尽不可用，而是不能迷于《局方》，如没有经典之理的指导则难以正确应用。

所叹之二，时人舍易学之经典求难得之方书，"大道甚夷，而民好径"。

学医有两条路。一条是大路，就是系统地学习经典，沿经典的指引体会人体与天地之理，此理真实客观，越学越明，经得起思辨，如此学习是从坚实的地基开始，明明白白。一条是小路，就是学一个治病的绝招，每天都在记忆某方治某病，某药有某功效，虽日日都似有收获，实为沙上建塔，一旦真正临证便知无方可用。医皆以日日有所学为踏实，今日学一秘方，明日学一奇法，没有信心就看几个特效案例，虽日学而实为不得其法，终无所益。而真正的学医应是日日明理，此明理非仅靠思虑能得，需在格物下一点点地体会，如此日日明理虽似无所得，但心已渐明，此真实功夫，如此之学有大益。

丹溪先生因母病而志于学医，对当时盛行之方书昼夜勤习，既而知其非而悟学医当依经典之路。"操古方以治今病，其势不能以尽合。苟将起度量，立规矩，称权衡，必也《素》《难》诸经乎！然吾乡诸医鲜克知之者。"后明此习经典规矩权衡之路，先生习经典三年，便有小成，已明医之大纲，治之得失，其医术已超当时大多医生。后更精益求精，于罗太无所系统学习《素问》运气七篇，并习刘完素、张从正、李东垣之学，至"涣焉无少凝滞于胸臆"。以此所学行医，数年之间声闻顿著。即使成名之后，丹溪先生亦未停止对经典的学习，而是对经典又有了更深的理解。

中医是沿着经典之路的实证之学，这是被无数明医证明的唯一之路。汉代张仲景感慨："观今之医，不念思求经旨，以演其所知，各承家技，终始顺旧。"此一感慨延续至朱丹溪时代不曾改变，至今亦是如此。所不同者，汉代人迷信家技，金元时期的人迷信《局方》，现代的人迷信科学。或有人言古之经典不合于今，或有人只口言经典好而身不去系统学习，或有人神化经典而将其束之高阁，皆是不求明理，不合于中医这个学科本身的规律。

经典视角下的明医解读——朱丹溪

总有人言经典难学，不适于基础差的学生。学习经典确实需要功夫，读一两遍不会有大的收获，亦不能期望读一两遍就能够彻底明经之理。通读经典可知，经典之文字简而其理深，之所以不能明理，在于思维方式不合于经典，不能如实了知经典之言。故当于读诵经典之中，调整自己，改变固有之思维习惯，回归经典发自于天性的思维之中，此为基础。若于异处求学，越学思维越坚固难化，如此再读经则更难明理，可谓是南辕北辙。

二、朱丹溪的思想源头——理学

朱丹溪在学医之前，已经系统学习了多年的程朱理学，在理学方面有很深的造诣，这为他成为明医打下了扎实的基础。

很多人一提宋代理学就有很多的误解，把理学的核心"存天理，灭人欲"误读为禁欲主义的思想，把周敦颐《太极图说》中的阴阳思想理解为一种哲学猜想，神化邵康节后误把理学理解为神秘学、玄学，亦或把理学认定为孔孟之学的演变。其实如果深入地读一下周敦颐、二程、张载的著作，就会改变这种误解。他们是真正的儒生，是在回归孔孟之道而不是更改。他们是在阐发孔孟之道而不是自己的见解，最重要的是他们找到了孔孟的思维方式，甚至说他们找到了"孔子与颜回之乐"。

理学家对天地之道的思辨是非常深入的，他们沿着《大学》的道路治学与思辨。"大学之道，在明明德，在亲民，在止于至善"这是治学的总方向，背离这个方向就不是圣人之学。

中国文化总的努力方向是明明德，即让天地之道在自己身上得到彰显。天地生生不息地滋养着天地间的万物，这是天地之大德，万物也都有共同的天地之气，内在也都具有天地之德。中国文化就是要体验到这份天地之大德，细腻地体验到这份德的运转规律。自己在生活中顺应这个规律，在这个基础上去爱人，这个爱不是火热的亢奋，而是恒久的慈爱，此即"在亲民，在止于至善"，此即"仁者爱人"，这个规律即是理学家所言之"理"。

丹溪先生在《格致余论》中言："天地以一元之气，化生万物。根于中者，曰神机；根于外者，曰气血。万物同此一气，人灵于物，形与天地参而为三者，以其气之正而通也。"此语与圣人之言一致，丹溪先生亦是践行明明德、亲民、止于至善之道。人与天地同一气，人就是天地之道的载体，人是"以天地之气生，四时之法成"。人只要有呼吸，就当顺应天地之气，使天地之气"正而通"。形体气血上顺应天地四时饮食起居，精神神机上永远"赞天地之化育"。

方向很重要，如果我们学习的方向是满足自己的私欲，无论是学医还是学习其他知识，只要是为了在竞争中获胜，无论是通过医术还是其他知识让自己具有竞争力而成为有权势之人，这样的方向是错的。在这种私欲下人的内心是充满着各种波动，就不可能合于道，也不可能学到真正的中国文化。学习的过程也是痛苦的，最后这份努力也不会带来好的结果。我们的努力是为了看清天地之德，合于天地之道，彰显天地之德。如此通过学医而让自己合于道，行医才能利己利人，这个学习的过程就是"存天理，灭人欲"，存的是生生不息充满仁爱的天理，灭的是争抢自私的私欲。

丹溪先生具备了当时医生不具备的基础，就是对天地之理有很深的体会。有了这个基础相当于建房子有了足够的材料，只需一个框架堆积起来就可以建造一个大房子。所以朱丹溪的成功不是偶然的，而是必然的，他传承了中国文化，做到了理学家张载所言："为天地立心，为生民立命，为往圣继绝学，为万世开太平。"

三、理学思想的修证之路

明白了努力的方向，真正能够做到细腻真实地体会天地之理，这不是一朝一夕的事，需要长久的功夫，并且要按经典所言的格物致知的方法去做，这个方法是被反复论证，唯一适用于中国文化的治学方法。

◇ 修身

"古之欲明明德于天下者，先治其国。欲治其国者，先齐其家。欲齐其家者，先修其身。欲修其身者，先正其心。欲正其心者，先诚其意。欲诚其意者，先致其知。致知在格物。物格而后知至，知至而后意诚，意诚而后心正，心正而后身修，身修而后家齐，家齐而后国治，国治而后天下平。"（《大学》）

医生的工作就是明明德。我们想要治好天下一切的疾病，想要让天下人都健康，都能够顺应天地得到天地的滋养，这需要我们先从身边的人与事做起，先把周围人的身体调理好，先把身边能够遇到的常见病治好。想要把身边的常见病治好，就要先知道他们是如何从健康状态转变为得病状态的。疾病越复杂越不容易理清思绪，越简单越容易观察到疾病如何从健康发展而来。

正常情况下，天地之气通过呼吸、饮食与人体沟通，人在天地之气的滋养下，自然的状态是健康且充满天地之德的。想要知道人如何从健康转变为病态，就需要在自己的日常生活中观察各种气候、季节、饮食、运动、情绪对健康状态的影响，这个观察过程就是修身，没有人能够代替你去做。要在自身与周围人的身上，冷静客观地观察这个变化，这样我们的学问才是踏实的。学就是学习生活中的观察变化，而非脱离生活枯燥的知识。"自天子以至于庶人，一是皆以修身为本"。

◇ 正心

想要客观地观察人体的变化，就要保证心处于不偏不倚的中正且充满觉知的状态。如果心不中正，那么所观察的就会偏颇或者存在盲区。

如何才能知道自己的心是否正，只有在观察事物中才会体现出来。"身有所忿懥，则不得其正；有所恐惧，则不得其正；有所好乐，则不得其正；有所忧患，则不得其正。心不在焉，视而不见，听而不闻，食而不知其味"（《大学》）。天地间的气多种多样，我们不能对任何一种气产生愤怒的情绪，也不能害怕某一种气不去接近，也不能沉迷某一种气，也不能过分地忧虑某一种气。我们要保持心的公正，去感受每一种气对人体的影响，不能带有个人的情绪。

无论是外在六气的风寒暑湿燥火、五味的酸苦甘辛咸，还是内在五志的怒喜思悲恐、日常行动的立行坐卧，我们都处于未被打扰的清净状态去观察。保持这个状态，才能够不偏不倚地看清真相。忿懥、恐惧、好乐、忧患皆为让心离开本源的人欲，这些人欲让我们痛苦，并阻挡我们看清真相，所以应当去除，去除后人心回归中正安舒的欢喜幸福，能够看清天地间事物的运行真相，此亦是"存天理，灭人欲"。

理学家朱熹曰："必使道心常为一身之主，而人心每听命焉。"所言即是此理。让人的心处于中正的道心状态，这个道心与天地之心一致，即明明德、亲民、止于至善，其他的人的私心听命于道心去，亦即孔子所谓"克己复礼"。

◇ 诚意

想要始终保持心正是很不容易的事。

很多人会说宁静的状态下保持心正感觉似乎容易一些，一旦遇到变动的事情，我们就很难再保持中正，这样对正心的认识存在一个错误的解读。如果在遇到事情的时候，我们不起任何波动，始终安宁，这便如同枯木。就如同我们跑步的时候，气血是洋溢的，这时候我们应该保持心的中正，去观察这个气血由安宁变洋溢的过程，并安静地与洋溢的气血状态相处。如果这时候只喜欢宁静而讨厌运动，或者提心吊胆地对气血的洋溢充满忧患，或对气血洋溢的状态充满愤怒，或因恐惧而不让自己的气血洋溢，这些都说明心不正了。

因此真正的正心不是没有波动，而是诚实地面对各种波动，即诚意。能够恒久处于正心，就需要诚实地体会各种波动，诚实地表达自己的体会，不夹杂任何忿懥、恐惧、好乐、忧患。

我们要诚实地面对自己的未知，诚实地去体会天地与人体的运行规律，永远只相信自己验证过的真理，没有一点儿源自头脑的加工。不能有一点儿的猜测，不能有离开事实的推理，有的只是诚实地观察，诚实地感受，这样我们的心才处于正。

即使是经典所记载的真理，如果我们没有诚实地验证，那么这个真理就不能够被我们真正地应用，所以标准答案不是最重要的，处于正心诚意下验证到的标准答案才是重要的。而且只有通过反复地验证，我们对真理的认识才能够更加深入细腻，故"知之为知之，不知为不知"。

离开了诚意正心，我们就离开了道心，就离开了真理，其出弥远，其知弥少。

◇ 致知

天地永不停息地运转，人的气血也不停息地运转，因此保持心处于正、意处于诚，就需要跟随天地与人体的气血运转而动，去致知。顺应天地与人体的变化，就要"苟日新，日日新，又日新"（《大学》）地去致知。这个致知是自然诚实的内心所欲，没有哪个人会喜欢把自己关在无知的牢笼里。如果我们不想变化或以自我意志为中心去变化，早晚会与天地之气的变化相冲撞，而使自己困苦，使自己离开正心诚意。

所以我们要去致知，而且这致知是"知本"。我们知道的是事物本源的变化规律，知道顺应规律的智慧，如此才能让自己恒久地正心诚意。如果不正心诚意，那么我们就是在求知，是在追求纷繁表象的知识；始终保持正心诚意，那么我们就是在致知，是到达变易的本源去观察与体会变化。

王阳明所说的"致良知"就是真正的致知。他之所以在致知中间加上"良"这个字，就是因为当时的文人都将致知误解成求知，去博闻多识，方向错误就不再是圣人之学。这个"良"字的加入甚妙，回到人的良知良能去随物而动就是知，这样的知是知行合一，是致良知。

宋理学家所主张的"存天理，灭人欲"，传到后来亦被曲解，把一切不合于圣人的言行皆定为人欲，只能每日恪守祖训，不知去致知，对人性产生很大的束缚，不合天理。中国的文化之所以不能够适应时代的发展，多是因为对文化的曲解。

人观察事物，人是主体，事物是客体，主体与客体都是不停变化的，并且这个变化是遵循着本源的规律。诚意要求的是主体的清净，诚实地面对客体带给我们的感觉，细腻地知道感觉的变化，时

经典视角下的明医解读——朱丹溪

时调整自己以使自己恒久心正。致知要求的是在与客体的互动中，始终保持着正心与诚意，便能够发现客体的变化规律，顺应客体的变化规律与客体互动，如此客体因为有了我们的参与其变化更加合于道，趋于中正。客体中正带给我们良性的回馈，如此互动是和谐充满喜悦的。这个互动使主体与客体更加清净，双方均获益，同时我们也体验到了主体与客体本源变化的知识。

◇ 格物

庄子曰道在蝼蚁，在稊稗，在瓦甓，在屎溺。事物无论贵贱皆遵循道的变化规律，我们从任何身边的事物中都能够看到道的身影。致知的关键不是思考高高在上的宇宙哲学，而是静下心来在最卑微的事物中，体会来自本源的变化。我们需要的是一个事物一个事物地去体会观察，不是在表面观察而是观察内部的变化规律。

我们要处于正心诚意的致知状态，头脑保持安静，在观察一个事物的时候不与脑中的旧知识发生关联，不胡思乱想地猜测。深入地观察、发现事物的变化规律，此即格物，故致知在格物。

大脑在永不停息地放电，因此我们没有办法让大脑什么都不思考，所以正心不是停止思考。大脑还有一个特点，没办法在当下同时思考两个事物。我们可以看到缤纷的事物，大脑在加工处理事物的时候，只能一个一个地来。所谓的一心二用，不是同时思考两个事物，而是大脑来回在两个事物之间跳跃，看起来是同时思考两个事物，实际每一个当下大脑都在一个事物上，只是下一秒又跳到了另一个事物，再下一秒又跳了回来。如此反复高频率地跳进跳出，让很多人误认为自己可以同时思考两个事物。

大脑的特性是只能专注一个点，我们大部分人都不能够好好地发挥大脑的特性。大脑在不停地转，在思考一个事物时总是会像猴子般跳来跳去。我们这一秒打算思考某一事物，下一秒脑中存储的与该事物有关的信息就会出现，大脑就转向了记忆中的事物，并将记忆中的事物加以联想与推理。下一秒又可能在现实世界中找到了与该事物有关联的事情，大脑又转向了联想到的事物。再下一秒又可能猜想到一些不存在的事物与这个事物关联，大脑开始在各种可能中猜测。这样大脑有可能在记忆、联想与猜想中越走越远，也可能在记忆、联想与猜想中跳来跳去。如此大脑像一个被病毒入侵的电脑，飞速疯狂不停歇地运转，却离开了本初要专注的那个点越走越远，以致于没办法发现这个事物内部的规律。

格物就是发挥大脑的特性，首先要让大脑安静下来，住于一个点。只有让大脑较长时间地安住于一个事物，让复杂的思绪停止，把这个事物从其他事物中隔离出来，大脑才能够停止混乱，才能去深入地观察体会这个事物内部的规律，才能够入道，才能够真正地有所得，才是致知。

所以只有物格才能够知致，只有大脑停止飞速的转动才能够有所得。

四、格物的方法

如何能够让大脑安住于一个事物，这又是一件说起来容易做起来难的事情。当年王阳明格竹之时，日夜专注于竹子，深思其理，七日七夜不眠不休，体力耗尽以致吐血亦无所得。

格物的方法很重要，请读者冷静地思辨。如果我们用力地专注于甲事物，全神贯注，不允许任何其他念头升起，这种状态看似在专注于甲事物不动，实际上大脑没有一刻是在甲事物上。大脑的第一个专注点是朝向甲事物，接下来就转移为第二个专注点：我要专注于甲事物；接下来又转移到第三个专注点：我要专注第二个专注点；接下来又有无数的专注点，都是想要专注前一个专注点，直到大脑陷入疲倦而昏沉。这种死死的全神贯注地盯在一个事物，但实际注意力并没有在事物上，只是在自己的大脑里。这不是格物，不会有任何所得。而且最关键的问题是此时的心并不是正的，也没有意诚。

大脑的天性是安住于一个事物，因此只要放松下来，人的大脑自然会格物。所以格物不应该是强迫发生的，应该是发生在自然状态下。"道也者，不可须臾离也；可离，非道也。"人只要是放松的，就没有办法离开格物，这样的格物才是道。就如同在放松状态下会自然匀和地呼吸，我们没办法让自己总是急促地呼吸或长时间憋气，如果这样的话就会不舒服，这时只需要"知止"，即放松下来自然会回到正常的呼吸。因此，我们不是通过高压训练大脑去格物，而只需要"知止"，让大脑回归自然的格物状态。

我们要明白继续让大脑胡思乱想，对主体与客体都是有害的：对于主体不会让自己真正明白，且长久的思虑会劳伤心脾，对自己的身心健康不利；对于客体，不会让客体的变化更加有序，也就不会真正做有益于客体的事。只要我们打算停止，即知止，此时伴随这个停止，人的心就会定下来，不再被思绪带着不停地忿懥、恐惧、好乐、忧患。心一定，提着的心便放下，人就松了一口气，此时就断掉了大脑的粮草，如同抽掉了火堆中的燃料，大脑自然会静下来。

头脑慢慢地越来越安宁，伴随着心与头脑的安宁，呼吸会自然的均匀和缓深长，呼吸会自然舒畅。同时，以前习惯绷紧的肌肉也开始松开，关节之间的紧绷开始松开，气血在身体的运行舒畅且周遍全身，人身心安舒。这个时候我们自然会将头脑安住于让自己疑惑的事物，或者安住于正在发生的事物上，而且只安住于一件事物上，与这个事物相关的信息都处于背景。慢慢地这个事物内部的变化规律，以及这个事物与别的事物互动的规律，就会逐渐清晰地显现。慢慢就会发现这个事物的产生原因、变化规律、发展方向，如此才是真正的格物，才能够真正地有所得。此即所谓"知止而后有定，定而后能静，静而后能安，安而后能虑，虑而后能得。物有本末，事有终始。知所先后，则近道矣"（《大学》）。

对与我们相关并且有疑惑的事物，要一件一件格物，并且在与事物的互动中始终保持格物。格物永无止境，一件事物可以反复地格物，每一次都会有新的所得，此即"温故而知新"。我们永远不能自满于自己的所得，而要不停地格物致知，因为这是充满乐趣且自然发生的事。

有很多时候格物而无所得，这是很正常的事，我们不要对这个事实有任何的忿懥、恐惧、好乐、忧患。我们的大脑安定于一个事物而无所得后，会自然转向其他事物，待未来还会再来对此未解之事格物。在此期间亦会向已经在这个事物上明理的人请教，这个人可以是古人，可以是现在的明师。在求索中始终保持格物，只去相信能让自己心里明白的教导，并在自己的格物中验证这些教导，不迷信盲从，这样的教导让人放心。孟子曰："学问之道无他，求其放心而已矣。"

教学相长，我们也要乐于分享自己的所得，分享时也要保持格物。保持格物的分享不是为了说服别人，而是引导别人使其放心，自己在分享的过程中亦会有新的所得。

宋理学家之格竹子，并非简单地盯着竹子看就能格出道理来，而是在春雨之后，于竹林之中，体会天地之生气。只要安静下来，风吹竹林沙沙的响声会让人放松。伴随着竹林的声响与眼前柔软的竹子的景色，让自己无我地融入自然之中，不要有任何紧张的情绪，也不要陷入昏沉之中，身心宁静放松地看着竹子，身心通泰。当能够融入宁静之中时，会听到竹子拔节时发出咔咔的响声，每一个响声都会到达心灵的深处。用心感受这响声，会带给人无比愉悦的体验。此天地之生气所发出的声音，能够唤起人体的生气，此生气一直都在，且每个人都有，只是被遗忘了。人人皆赖此生气而生，圣人所做之事并非道德说教，只是善于诱发人们的生气，能够融入天地生气中是最幸福的事情。

此天地之生气视之不见、听之不闻、搏之不得，当所有的努力停息，所有的躁动安宁，才能不知不觉融入其中，此为不可离之道。现在之人从"驰骋畋猎"般的征战中获得短暂的胜利为快乐，而古人以合于自然、体会到自然中的生气为快乐。

"物格而后知至，知至而后意诚，意诚而后心正，心正而后身修，身修而后家齐，家齐而后国治，国治而后天下平。"（《大学》）这个治学的过程环环相扣，差之毫厘，失之千里。古代的明道之人无论是儒生还是医生，都只有沿着这样的治学道路才能越走越深。只有这条道路才是唯一正确的道路，其他的努力都是在南辕北辙。

我们之所以在方向上做如此深入的论证，因为这方向是中国文化的精华教育。真正的老师，教导的重点是调整方向，而不是教授知识。通过长久的格物训练，让混乱的头脑停息下来，这不是文字道理，而是身心的改变。

如果读者朋友阅读这些文字只是从头脑上明白，而不去实证，继续沿着惯性方向努力，那么医术很难提高境界，会始终停留在术的层面而不能近道。至诚无息，格物是永无止息的训练，关于格物的很多问题难以在本书中完全表述清楚，读者朋友如能反复阅读儒学经典，便会有更加清晰认识。

中国文化不是求知之学，而是修证体悟之学。

五、格物致知的思维特点

格物致知就是始终保持最放松的中正状态去观察客体，隔离自己的私欲，隔离纷乱的思绪，去体察客体内部的变化规律，体察客体中所蕴含的天地之理，并顺应这个理去与天地间的事物互动，此理学家谓之"存天理，灭人欲"；心学谓之"致良知"；《中庸》谓之"致中和，天地位焉，万物育焉"；《道德经》谓之"致虚极，守静笃。万物并作，吾以观其复"。所用的言辞不同，所表达之道一致。

　　格物地观察事物，首先要保证的前提是正心诚意。在观察的开始，观察的过程中，观察的结束都始终保持正心诚意，始终都处于最放松的接近道的状态。我们始终保持最放松的状态去观察客体，不能因为观察客体而使我们变得紧张。始终放松，这样我们观察使自己的目光轻触事物，自己的神与之相会时始终保持轻触，既不用力过猛地死盯着，也不昏沉地逃避。我们没有想要控制的欲望，也没有想要从中索取的欲望，没有忿愤、恐惧、好乐、忧患，我们的神去与事物互动时不会与之产生抓扶。我们在观察事物时，在与之互动时，在观察自己的疑惑时，精神始终保持轻触而不抓扶，这样我们就始终保持着中庸，此即孔子所说"依于仁"。格物的首要特点就是对任何事物都轻触而不抓扶，要将这点贯穿于中医学习、临证与生活的方方面面。

　　格物致知地观察事物，不会关注这个事物的名称，也不会给这个事物人为地赋予一些内涵。格物所观察到的是事物内部存在的力量，这个力量使事物产生，主导事物变化，这个力量就是气，这个力量的源头就是天地。格物就是观察每一个事物内部的气，体察这个气在这个事物的产生与发展过程中的变化规律，体察当下这个事物气的属性，从气的层面入手去与事物互动以干预事物的变化，并时时体察这种干预是否达到我们的预期。所以格物的思维关注点是气，而不是形体。

　　在格物状态下，体察的是看不见的气。我们不能用任何指标来描述看不见的事物，物理学、数学、逻辑学的方法都不适用于描述气，并且任何语言都没办法百分之百地描述一个事物的气。而我们以格物的方法来描述气，是真诚地描述我们对这个气的感觉，并将相似的感觉归为一类，最后将这一类用阴阳与五行的概念来命名，这个描述的方法就是取象比类。因为归类的习惯不同，所以阴阳与五行的定义并不统一。

阴阳的定义即使在《内经》中也有许多种，故"阴阳者，有名而无形，故数之可十，离之可百，散之可千，推之可万"。无论是《易经》还是《内经》都是用取象比类的方法描述气的变化规律，这种方法是静下来正心诚意的人自然会采用的描述方法。这种方法只能够描述气的大体方向，所以这些经典是让我们顺着文字的描述去亲自体察事物，只有借着文字去真正地体察到真相，我们才能够真正发自内心地感慨经典的伟大。"夫子之墙数仞，不得其门而入，不见宗庙之美，百官之富。"

保持着轻触但不抓扶的状态去观察，关注于事物的气，以取象比类的思维去描述事物，这样我们就是在近道，就是在知事物的本源。作为医生，也应当长时间地在这三个方面进行训练。神始终保持轻触而不抓扶的状态：在学医过程中以此状态读经明理，临证诊断时以此状态望闻问切，亦以此状态针对病机处方，并以此状态去评价疗效。在这个过程中始终关注于气：学医过程中观察人体在不同情境中气的变化，读经典体会书中所描述的天地与人体气的变化，临证诊断诊察病人气的状态，了解本草气的偏性，以偏纠偏引导人体的气趋于平和，并从气的层面评价疗效。我们用取象比类的方法去客观公正地描述天地之气与人体的气，用这种思维方式去描述病人的健康状况与各种病态表现，描述本草，并描述治疗的效果。

六、学习朱丹溪的方法

电脑如果要运行大的复杂的程序，就必须先升级电脑的内核。我们学习中医亦是如此，必须要先提升自己的心境。

中医是天地之道在人体的应用，所以我们的内心必须要在接近道的状态，才能够领会中医的真正内涵。正心诚意、格物致知的功夫必须要做足，这样我们的心境才能够触及朱丹溪的心境，才能够学到他的精髓。

在格物的路上沉得越深，在学医的路上才能行得越远。中国文化的学习讲究"如切如磋，如琢如磨"，是一种互动，就像太极拳推手一样互动。朱丹溪的医术是他格物致知的自然结果，我们想要学习朱丹溪的医术，先要反复读诵以《大学》为代表的儒学经典，并在读诵过程中保持轻触而不抓扶，在日常生活的方方面面去践行经典。这样的反复读诵与践行，会让我们沿格物、致知、诚意、正心之路行进更加接近于道。并以同样的方法反复读诵以《内经》为代表的医学经典，以明天地与人体之理，并在临床与生活中践行。这样的读经是在与经互动，这样的生活是在与天地万物互动，在这个过程中我们的气会发生变化，才能够承载朱丹溪的思想。

调整方向比努力更重要，只要我们彻底调整了方向，放松下来以轻触而不抓扶的状态去反复品读《格致余论》，会非常容易接受，能够自然地将书中的思想举一反三地应用，却又不离开丹溪思想半步。学习《格致余论》既不能以充满质疑的心去读，也不能没有质疑完全迷信朱丹溪。轻触不抓扶，就是去体会书中所说的道理，体会一下这个道理符不符合天地自然之道，体会我们明白这个道理后是否更加放松，是否内心更加中正平和。然后我们再读经典，看是不是跟经典说的是同一个道理。只有体会到了，才是真正的学会。

经典视角下的明医解读——朱丹溪

然后反复温故知新去体验，并在临床中验证，以使自己的体会更加细腻且真实。

在体会的过程中，如果体会不到书中的道理，可以应先存疑，但不能盲目地相信，更不能假装自己已经明白了。要多读经典，并一直在生活中留意体会，多读，反复体会，道理就会渐渐清晰。

在体会的过程中，如果发现自己的体会与朱丹溪的描述有矛盾，甚至明确地体会到朱丹溪的认识是错误的，首先我们要先检视一下基本概念，看是否是因为错误理解了这些概念造成的误解。如果概念没问题，再体验我们认定的朱丹溪的错误，是否是因为以前自己脑中被灌输的信念？有许多我们自以为正确的信念，是在学医之初被灌输的，很多是不合于道的一家之言，不去掉这些信念我们就很难体会到真正的道。这时候需要先暂时放下自己的信念，去体会朱丹溪的道理合不合于自然，去体会经典是不是也表达的是同样的道理。不能抱有任何门派观念，确定了真理的方向，我们就应该放弃自己的信念，没有哪个医生不是在不断地修正自己而成为明医的。

在体会的过程中，如果我们没有任何的固有的错误信念，自己体会到的确实与朱丹溪所言不一致，先不要急于批判，但也不能盲从。要先反复地体会经典，体会天地自然，如果能确定朱丹溪所说的不合于道，我们就需要静下来看他为什么在这一点上会出现偏差，找到偏差的历史局限所在。如果我们不能在经典记载中找到朱丹溪的错误，或者我们自认为他错了，但是不知道他为什么认识出现偏差，这很有可能是我们自己的认识错了，需要反复体会经典、天地，反复检视自己在体会过程中是否有疏漏，并与朱丹溪的认识反复比对，直到确实体会到了真理。无论自己的认识与朱丹溪的认识哪一方正确，我们的目的不改，就是要达到彻底明白。我相信即使有确凿的证据，在丹溪的书中发现他认识的错误，也丝毫不影响朱丹溪在我们心中的地位。就具体的知识而言，没有人能够做到完美无瑕疵，我相信朱丹溪的道是正确的，他在道上走得很深，是值得我们尊敬的明医。

体会的过程中不能求快，在细腻的体会中会有许多快乐。在读书的过程中有了明了的体会不能骄傲，没有任何体会也不能沮丧，始终保持着轻触而不抓扶，成长自然相随，如此才是真正的正心诚意格物致知。

七、取法乎上，得乎其中

学习朱丹溪，对他要有正确全面的认识。

首先要明白他的方向：道。志于道是中国文化所有分支的共同努力方向，中医之方向是道，丹溪先生的亦是如此。此道非神秘难懂的玄学概念，亦非虚无缥缈的哲学概念，而是客观真实的天地运行规律，亦称为天地之道。如能体会到天地之道的运行规律，与天地之道合一，则能够得到天地之滋养，在各业中运用此规律，则可滋养万事万物，为医若合于道，则可引导病人恢复天地之滋养而获得健康。

丹溪先生所著的《格致余论》虽然是一本医学书籍，然而其并非是介绍中医理论或者中医经验的，而是阐述天地运行规律的书籍，即载道之书。该书用细腻的文字教化医生如何合于道去临证，百姓如何合于道去养生。

方向明了才能前进。接下来我们就一层层分析，"解剖"朱丹溪。

丹溪先生的思想由三个层面组成：一以天地之道为基础的中国文化；二简单真实的临证思维；三灵活多变的临床技法。

中国文化不同于其他文化的关键在于，中国文化是基于天地之道。很多人为了让自己有文化，拼命地学习各种知识，让自己的精

经典视角下的明医解读——朱丹溪

神世界丰富，让自己说的话有文采，认为这就是中国文化，这完全错了。中国文化是融化，是滋养。我们阅读中国文化的经典，无论是儒家、道家还是中医的经典，只需放松下来去体会，这些经典自会触动我们的心灵，洗去我们心中的污染。这些经典让我们回归到生命本源的纯净，即专气致柔，其外在表现为温良恭俭让，这样我们的气就发生了变化，古之大儒皆是如此，这才是中国文化。其他文化是丰富头脑，而中国文化是濡养气；其他文化是教授出来的，而中国文化是融合出来的。

天地之道的中国文化是朱丹溪思想的基石，这基石不是看得见的具体知识，而是合于道的思维习惯，这是长久的文化学习的功夫。朱丹溪在其《格致余论》的序中言："《素问》，载道之书也。""非吾儒不能读。"要学医，没有中国文化的基石，就不能够真正全面地理解中医，所以要学中医，先要有扎实的文化功底。中医是中国文化的一部分，可以说不谈中国文化仅谈论中医的技法是在阉割中医。每个古代的中医大家都是中国文化的载体，而每一个高超的技法展示，都是有强大的文化做背景。如果说中医的技法是看得见的冰山一角，中国文化则是隐藏在水下托起这一角的庞大冰块。

临床思维分为两种：一种是通过学习获得的思维，即学习几套公式，来了病人就用这个公式去分析病人，如同解数学题一样分析病人的病情，这种思维不源于天地之道。理学家的观点认为，学习一堆公式或知识是"玩物丧志"，为被这些物所惑而迷失心志。另一种是通过融于道自然形成的思维。当我们能够安静下来与天地合一的时候，摒弃任何的知识与公式，用客观冷静的心去真实地记录病人的身体状况，这样的思维所观察到的是疾病的真相。此即儒家所谓"格物致知"，道家所谓"明白四达，能无知乎"。

要成为明医，不是要掌握复杂的公式，而是回归看清疾病真相安静细腻的心。丹溪先生在长久的格物中已找到了这颗心，并于医学之中恒守此心，其思维冷静客观。《格致余论》大体展现了朱丹溪的这种思维，无论他对疾病的论述，还是对自己医案的分析，都是如此。

观丹溪先生的临床技法，无一定之法，无一定之方。一个方微妙加减能用于各病，一个病能用各方治疗，技法万变，无法临摹。朱丹溪并没有给后人留下一个可照搬的方剂，现已知的丹溪所传的方剂皆出于其弟子，朱丹溪临证无固定之方，而其法度亦无奇特之法。可以说朱丹溪的技法只有在朱丹溪的思维下应用才会有效，而朱丹溪的思维只有医者的气符合中国文化的气才能自然拥有。

"取法乎上，得乎其中；取法乎中，得乎其下；取法乎下，无所得矣。"我们如果从技法上学习朱丹溪的著作，虽然掌握了一些看病的知识，一旦临证就会发现大部分的疾病没有相应的知识应对。即使在书中看到了某个病的治法，如法炮制，效果亦不理想。古代先贤很多，如果我们对每位先贤的学术都只从技法上学习，即只取冰山一角，最终只是学习了很多的技法，最后的结果是我们应用不好任何一个技法，因为我们没有习得先贤的精髓。此即"取法于下，无所得矣"。

如果单纯从思维的角度上学习朱丹溪的著作，我们很难真正地明白他所主张的"阳常有余，阴常不足"，很难从身心认同他所说的真理，很难保证我们思维的纯正性，我们会不自觉地在朱丹溪的思维中加入自己的理解。当临证遇到疑惑不解时，亦不可避免自以为是地对朱丹溪的思维进行补充。从思维上入手很容易陷入一个矛盾，死守着朱丹溪的思维，没办法灵活应对各种复杂的临床现象。如果我们加入了个人思维，朱丹溪的思维就会被扭曲，这失之毫厘的扭曲，会谬之千里。

朱丹溪不仅是一个中医临床高手，更是一个合格的儒生。在太史宋濂撰的《故丹溪先生朱公石表辞》中记载，丹溪先生年少尚侠，后于朱熹四传弟子许文懿学习多年，打下成为明医坚定的基石。"公（许文懿）为开明天命人心之秘，内圣外王之微，先生（朱丹溪）闻之，自悔昔之沉冥颠济，汗下如雨。由是日有所悟，心扃融廓，体肤如觉增长，每宵挟朋坐至四鼓，潜验默察，必欲见诸实践，抑其疏豪，归于粹夷。理欲之关，诚伪之限，严辨确守，不以一毫苟且自恕。如是者数年，而其学坚定矣。"时人对丹溪先生的评价为"凡先生杖履所临，人随而化"。

从最上层的文化层面理解朱丹溪，需要静下来，深入地去体会中国文化经典与中医经典，慢慢地我们的气回归自然，我们的气会与朱丹溪相合，我们自然就会按照朱丹溪的思维去临证，自然就会用与朱丹溪所处相似的方剂来治疗疾病。这样读朱丹溪的著作不需要费力记忆，会自然而然地产生认同感，而疗效也自然得到提升。

躁动的人会一直盯着各种技法学习，稍微安静点的人会沉下心学习各种思维，再安静下来，融入中国文化之中，就会认同合于道的思想，才能清晰地看清疾病的本质，才能够真正高疗效地应用中医技法，才能在中医的路上越走越远、越走越深。学习中医需要知止，让自己享受到安静，格物致知地学习中医，才能够真正发现中医的美。

八、古代的读经教育

从中国文化入手学习中医，就要先了解中国古代的教育。

古代教育分为两种，一种是匠的教育，一种是工的教育。

匠的教育就是单纯传授技艺，工的教育就是培养大人之气的圣人教育。

古人认为如果一个孩子资质较差，就让他学一门手艺就行，这种学手艺的学习古人不认为是学。资质好的学生到私塾里学习四书五经，只有成体系的儒学教育才是学。

这两种教育亦可以说一种是"粗守形"的教育，教学生成为掌握某一技术的匠人；一种是"上守神"的教育，教学生成为天地之道的载体，技术只是他的应用。

在中国文化里，高明的匠人都会去追求"道"，当匠人追求的是"道"，他就不再仅仅是一个匠人，而开始成为工。

儒生的教育一直承载着中华的文脉。我们对古代教育有太多的误解，儒生教育的重点不是为了科举中第，也不是为了文辞雅致，而是传道济民。"道"记载在经典之中，古代儒生首先要学的就是经典，通过反复读诵经典，人会越来越静；通过反复体会经典的内涵，人会越来越明"理"，对天地之"理"体会得越来越细腻。

我们不要把"理"搞得那么复杂，也不要想得它有多么庞大，"理"就是百姓日用而不知的规律。天地有天地的纹理，这个理"独立而不改，周行而不殆"，是无形的道的运行规律。顺应这个理，人就可以生活幸福，永安平泰；背离这个理，人就会陷入痛苦，挣扎难解。

儒生不是去学这个理，而是去明这个理。能够背诵经典不代表掌握了这个理，而要从内心认同这个理，是内心深处与经典的共鸣。当我们从内心深处赞许经典所记载的理时，我们的思维习惯就会发生改变，人的气场就会发生变化，这个理在我们身上就明了。

古代儒生用很长时间，一遍一遍地读诵着这几本载道的经典，并让自己的生活丰富起来，以在生活中体会这些经典。有了扎实的经典基本功之后，就可以读史，以道的眼光来客观公正地看待历史人物的功过得失。读史先要读《尚书》与《春秋》，这两本书可以说是整个中国历史的缩影，既展现了上古以尧舜禹汤为代表的明君合于道的人生，又展现了后代背于道的痛苦人生。能够从这两本书中体会到道的规律，再看后来的二十五史，只是人的名字换了，时间与地点换了，其他的都是重复，无一例外。这样通过史的学习，就可以更加坚定地认清楚只有合于道的人生才是唯一恒久幸福的人生，而古代圣贤所传授的无价宝就是这个道。

中医教育不当采用"匠人"的教育，不应去模仿老中医的经验。古代师带徒的教学方式对学生极为苛刻，学生在老师面前永远是卑躬屈膝的状态，这种教育只会使中医走向没落。中医教育应当回归"大人"的教育，培养出越来越多真正明理的大医，是中医教育未来的方向。在古代的医疗环境里，百姓对健康的要求较低，医疗资源匮乏，掌握一两个技法、能够解决一部分病痛的中医，就能够满足一定的社会需求。现在百姓对健康的要求较高，现在的医疗水平非古代可比，现代社会对医生的要求很高，如果中医生不具备古代高手的素质，难以适应当今社会，会被社会淘汰。所以我们要以明理的大医之路来学习中医，按照大医的成长规律来培养中医。

中医教育亦当遵循中国文化的教育模式，先反复地读诵中医经典，反复地读诵《素问》《灵枢》，细腻真实地体会到"道"在天地与人体的运行规律。这个规律亦是"独立而不改，周行而不殆"，天地之所以能够长且久，就是因为一直顺应着这个规律；人体之所以得病，皆是因为生活起居背离了这个规律。这个规律详备于《内经》，只有顺应这个规律才能引导人体恢复健康，无视规律或更改规律，治杀人如挺刃。我们反复地读诵《内经》，不是为了记住这些规律，而是去体会这些规律，与《内经》产生共鸣。这样我们就自然而然地愿意顺应天地的规律，思维人体时会自然而然地顺应天地的理去思考，思维方式更接近于自然的道，我们的气就会发生改变。

仲景《伤寒论》作为方书之祖，以六经为纲领，详细客观地描述了人体各种离于道的病症，并给我们示范了如何用很少的药物纠正人体的病证。可以说《伤寒论》是人体所有病证与相应诊疗的缩影。

读经典改变思维模式以化气是需要长久的做功夫的。当我们融入经典之后，再去读后世医家的著作，就会知道后世医家无论怎么论述，其实都是经典换了一种方式的表达。如果后世医家发明出一个经典中没有的独特理论，那这个理论一定是虚构的，我们会清晰地看到这个医家是如何走偏的。

后世得道医家大部分的论述都是为了针对时弊：或因为当时医生对疾病的认识不够全面，故引经据典地指出这些认识的不足；或因为当时医生治病的某些理念偏离了经典，通过阐发以引起当时医生的重视。当时医家的各种不足与偏差很多时候在现代依然存在，因此有了以经典作为依托去学习的后世医家，越学对经典认识得就越全面，也就越能看清楚疾病的真相。

文以化人，我们以让自己具备大人之气为目的，这样才能真正地驾驭中医的术，此即孔子对中国文人的要求："志于道，据于德，依于仁，游于艺。"

第三章

朱丹溪的诊断体系

所谓道，即是回归自然本源的状态来生活与工作。

判断医生是否入道，是通过其临证时的身体、思维、治疗方法是否顺应自然来判断的。

一、诊疗顺序与脉诊纲领

判断一个人是否入道，不是看他是否知道了某些知识，而是看他是否能由自然的天性出发行出道来。所谓道，即是回归自然本源的状态生活与工作。

判断医生是否入道，是通过其在临证时的身体、思维、治疗方法是否顺应自然来判断的。中医以天性来临证，临床的每一个过程都是自然的。

积累知识是容易的，然而进入自然状态则不容易。能够在临证中改变习性，需要改变临证时的状态，让自己始终处于安静放松。起初需要一点儿勇气与决心，一旦改变，看病就不再费劲，如果习惯了放松状态下看病，就再也回不到过去紧张的习性之中了。

◇ 诊疗顺序

在放松的正心状态下看病，精神始终保持放松，病人来了既不紧张、绷紧神经冲上去，也不胆怯害怕试图躲避，始终保持自然放松的状态，这时的看病流程必然如下所示：

当病人进入诊室，医生的目光自然会落到病人身上，此时目光既不逃避病人，也不紧盯着病人，是目光轻触而不抓扶。此时在内心会对病人的形体与面部色泽有大体的观察，会对病人的身体素质、气血的虚实有大体的认识，也可以知道病人遇到外邪后的反应是偏向亢奋还是退缩，等等。先以形色总看建立大框架，此为总看法，是诊疗的第一步，也是非常重要的一步。只要放松下来临证，就不会无视这些信息。

再细看病人肌肉的结实情况，可以知道病人长期的生活状况，是否从事体力劳动。看病人皮肤的粗糙情况，可以知道病人对感受的敏感度，是否耐疼痛。如此则可知道病人对邪气与药物的反应敏感情况。

看病人的眼神与坐姿，可以知道病人的勇怯，也可以大体了解病人的心理状况，这些信息都会在医生放松自然的状态下获知。

观人之形体，丹溪先生的诀窍是"长不及短，大不及小，肥不及瘦"。这里不能机械地认为身材短小比身材高大好，也不能认为瘦人比肥人健康。如有些长期脾胃虚弱、饮食不良之人身体会瘦弱，故瘦未必为健康，更有外强而中干者，这些人外表看起来魁梧而内在却很虚弱。不能机械地把这句话用于临床，不要用指标来衡量病人的身形，而要用天性感受这个身形带来的感觉。有的人看上去很干练，身形紧凑内敛，这代表内里气充实，得病易愈；有的人看上去很松懈，身形松散无韧性，这代表内里气虚少，得病不易康复。总之，我们看到一个人的身材与骨架，会在心中大体描绘一个肌肉与骨头充实匀称地填满整个框架的身形，无论是过长、过大、过肥，长得出格就是不好，说明气不能够养形；长得越内敛，越短、小、瘦，说明气越充实。以此可知病人素体的虚实。

观人之面色，丹溪先生的诀窍是"白不及黑，嫩不及苍，薄不及厚"。望色之法在《内经》中已详备，丹溪先生于此列望色之总纲，在此纲领下望色，则病人之生死夭亡于心自明。望色亦不能以皮肤颜色为指标，也不能说皮肤黑比皮肤白健康，此不合于理。

望色最常犯的错误就是用力过猛，过度用力地盯着病人的面部看，则只能看到皮肤的颜色，不能看到反映气状态的色泽。

每个人的面部色泽都不同，会给我们不同的感觉，放松下来眼神轻触而不抓扶地望向病人的面部，就容易看到了。例如我们望向一排绿色的植物，看一下它们整体的枝叶，自然就会知道哪一棵更健康。凡是枝叶给人感觉色泽浓密、深沉、厚重就说明这棵植物富有生机。同样，望面色亦是如此，面部色泽浓密、深沉、厚重的人气血充足；面部色泽越淡、越浮、越嫩，则说明气血不足不能上荣于面。若是重病之人，则面色脱，不治。然后再细细地看面部五色，以及两颊、额头、鼻唇、下颌的色泽，以反映气之偏倾与五脏之虚实。

以这种望诊的方法进一步地去看病人的肌肉、皮肤、眼神，这样病人的大体轮廓就呈现在了我们面前。有些人相人较多，会有一些经验，如果这些经验是表面经验则需要摒除，不要受过去经验的影响，要用心去体验病人带来的感觉。

望诊的诀窍就是回归自然，以放松的正心状态，诚意地表达病人所呈现出来的内里气的状态，此为天性自然之望诊法。头脑坚硬不放松的人只会盯着人的外表看，不能通过病人的外表看出内在的差异。只要我们自己可以放松下来去观察病人，这些信息会非常明显地显现出来，能很快看清，且真实，无法掩盖，所谓"昭昭之明，不可蔽"。比如一个小孩在哭，只要我们心情放松，自然会知道他是假装在哭还是真的伤心，这是人与生俱来的基本的共情能力，是心感物而知的能力，人人皆有的能力。只是有的人总是紧张地盯着外表，面对哭泣的孩子他自己内心慌乱或内心麻木，那么就只会看到哭泣的表象，而感受不到孩子内心的状况。

中国文化就是训练这颗心，让这颗感物之心柔软细腻。孔孟之道出于此，守住此心以待人接物；中医之道亦由此而生，守住此心以望闻问切。

望诊之后就是察脉、问证，此两步可以分步完成，亦可以同时进行。病人会跟我们说出主诉，这主诉是病人气偏倾的最直接诉说，以病机十九条为纲统之，则知其病机所在。再以余证验之，则病机所在更加清晰。脉诊之法，丹溪先生亦有纲领，既可知病人气血之虚实，又可知病人之病机所在。

如此望色、察脉、问证，将所得之病机相参。若三者所察病机不同，则需要反复检视，以找到过失所在，直至三者相同，病人之病机了然于胸。以病人形色所反映的整体气血状况为基础，针对病人的病机处方治疗，如此处方清晰明了，疗效亦会稳定、高效。

"治病先观形色，然后察脉问证论"——丹溪先生特列一篇以明诊疗顺序。这个诊疗顺序极为重要，但多被人忽视。若明丹溪先生看病的方式，再读其医案，就会从医案中读出味道。其所载医案，大体写作顺序为：

先以形色描述病人整体状态，或言其体貌，或言其性情，或言素体状况，以明病人之整体气血状况。

再描述病人的主证与脉诊，以明病机，再加之丹溪先生在临证时所思所想，如此则病人之状况，人体之机理，临证之思辨，真实彰显于医案之中，每读之甚感亲切。有的医案虽短短数言，形色或脉证并未记载清晰，但亦可于中明了丹溪先生所要表达之理。

如果人在大脑紧张的状况下看病流程各不一样，而放松下来的流程必然如此，先看到大的形色，再细探其脉证。

在我临床带教的过程中，发现很多学生总是紧张地看病，病人一来就忙着问症状，忙着诊脉，忙着记录病情。遇到这种情况，我都会让他们先停一下，做一个深呼吸，让头脑放松回归自然，这样自然会安心地诊察病人内部气的状况。如此格物致知，既不慌乱，又能够真实准确地诊断病人，而且越静下来看病速度越快。

来了病人之后，医生自己要先稳一下，无论别人多么慌乱，医生要定住气，有条理地进行诊疗。稳住之行非常简单，但总是被遗忘，然而对于浮躁的学生会觉得多余，故老子曰："吾言甚易知，甚易行；天下莫能知，莫能行。"

合于道的教育不是给学生制定一个规范，让学生按规范操作，而是静下来让学生回归放松的状态去生活与临床，如此生活自然合于礼，看病自然合于规范。

◇ 脉诊纲领

纵观古之明医，无不精于脉诊。丹溪先生曰："医者欲知血气之病与不病，非切脉不足以得之。"

后世之学人，多感慨脉之难学，心中了了，指下难明。《脉经》载二十四脉，一个脉搏的搏动上下起伏不及一厘米，在起伏之间分出二十四种脉，且时有几种脉相兼出现，确实容易让人望而却步。

需知《脉经》将脉分为二十四种，为太医令王叔和将当时混乱的脉诊名称规范化，以为后世法，其后文并未将脉分为二十四种而论之，故学脉需知二十四脉之规范，但不能死于此。

丹溪先生论脉是以格物为基础，以《脉经》为基准，以浮、沉、迟、数为总纲。

"人之为病有四，曰寒曰热，曰实曰虚，故学脉者，亦必以浮、沉、迟、数为之纲，以察病情，此不易之论也。"

有此纲领，纲举则目张，掌握此纲，则疾病无可隐其形矣。

此寒热虚实之纲，与仲景六经之纲有异有同：不同点为切入视角不同，相同处皆是合于经典的取象比类思维，是根据病人内里之气机而立，反映人体气机变化之根本，简单清晰直指病之根源，易于掌握，可以无惑于疾病的变化。

"道并行而不相悖"，学习丹溪先生之纲领，不会与六经纲领产生冲突，反而更有利于我们看清病机。医学只有一个目的，即看清疾病的真相，学者不当有厚此薄彼之心，细细体会丹溪先生的纲领，更有利于明白仲景之意。

二、寒热虚实的精准诊断（浮沉迟数与寒热真假）

◇ 浮沉候寒热

通常我们认为：浮沉候表里，但丹溪讲"浮沉候寒热"，这到底是何道理？

下面请读者朋友务必注意：后文所提到的脉象，如浮沉、迟数、涩、弦等，如果不做特别说明，均是特指丹溪先生所诊脉象，而非中医教材或仲景书里的脉象。

脉之浮沉（特指丹溪先生所诊脉象，此后不再提醒），对应人体气机之寒热。

《脉经》曰："浮脉，举之有余，按之不足。（浮于手下）"

"沉脉，举之不足，按之有余。（一曰重按之乃得）"

手指往下按能探察脉管底层的气血状况，往上举能探察脉管表层的气血状况，故浮脉就是脉搏的力量集中于脉管的表层；沉脉就是脉搏的力量集中于脉管的底层。

浮脉（脉力在脉管表层）为寒

浮脉的特点：手指下按至脉管的表层，感觉脉管表层好像有一块木头漂浮于血脉之上，甚者会感觉到在脉管表层有一层硬壳，故有些医家形容浮脉为"如水漂木"。临证时仔细体会在搏动的血脉表层漂了一块木头的感觉，此为手指初触及脉管时的感觉。稍用力下按手指，就会感觉这层阻滞感散开，手指穿破这层阻滞后脉搏的力量明显减少，继续下按脉搏力量越来越小，直至下按阻断血流而指下体会不到脉搏。

此为"举之有余，按之不足"，故形容为"浮于手下"。

风寒邪气为由外而入，因为寒性收引故会在脉管的表层形成一层坚硬之象，正气抵抗寒邪，与寒邪相战，故脉搏力量集中于脉管的表层。

脉管的表层越紧，说明寒邪越重；脉之表层力量越大，说明正气抗邪之力越强。

如果脉管表层坚硬，且正气抗寒之势强劲，用散寒药以解其郁；

如果脉表层稍微坚硬，且正气抗邪之势舒缓，用疏风药以和其表。

"动脉硬化之脉硬"与脉浮对比：很多老年人动脉硬化，脉管表层亦会坚硬，我们摸脉不是记录脉的形状，而是感受脉搏中气的搏动状况。单纯的动脉硬化只是脉管表层坚硬，脉管的表面硬度会增加，但是没有气聚集于表层的象，因此只要静下心来，不管脉管表层有多硬化也不会影响我们对寒热的判断。有些动脉硬化是寒气长期不化所致，多与生活习惯有关，亦会出现脉浮。

沉脉（脉力在脉管底层）为热

沉脉的特点：手指下按至脉管的表层，此时的脉搏不甚有力，继续下按，随着手指下按，脉搏的力量越来越强，且脉搏越来越大，感觉好像按在喷泉上一样，血脉在指下有洋溢的感觉，越往下按越强烈。再继续下按，血流被手指阻断，指下感觉会减弱至消失。此为"举之不足，按之有余"。

沉脉反映的人体气血特点是内里有热向外洋溢之象，热的特性为升散，与人血脉相合，会鼓动人的血脉洋溢，便有此象。

如果脉搏下按较大，说明热气亢奋，可用清下药以泻热实；如果脉搏下按微大，说明热气稍多，可用清热药以解热毒。

对比：仲景所诊浮沉

因为对脉诊的基本定义不同，很多人会产生误解。

比如《伤寒论》中的沉脉是寒邪入里之象，指的是脉管伏于深处，且兼有紧象，后世多定义此脉象为牢脉。

《伤寒论》中的浮脉，多数情况下是主表证，指的是脉管位置较浮。

若以仲景之浮沉应用于丹溪先生之浮沉，则无法看清寒热，寒热不明则危殆立至。

浮沉诊脉要点

有些人脉管表层缺乏津液，脉管的弹性松弛，则脉搏搏起时在脉管表层与里层的力量差异较小，此时体会浮沉需要更细心。

也有的病人脉管较细，脉搏搏起的高度微小，通过举按区分脉管的表层和底层不很容易，仍需要细心体会。

凡是遇到不清晰的脉象，指下难以明辨，此时放松下来保持正心诚意尤为重要，不能含糊，亦不能在摸脉时自我暗示，尤其不能让头脑紧张，头脑越紧张则心对指下的感觉越粗钝。

让头脑放松下来，精神轻触而不抓扶地体会指下的脉象，自会明了。

寒热真假辨：寒使气血"拘紧"，热使气血"涌沸"

人体症状千变万化，有表现是寒而实际是热，亦有表现是热实际是寒，更有表现寒热皆有，一真一假难以区分。在人体中看寒热真假不容易，需要有长期格物的功夫。

区分寒热真假的诀窍：诚心地去体会病人所表达的内里气的状态。再复杂的表象都是内里之气真实直接的表现，我们不要被表象迷惑，不执着于病人表象的寒热，而是通过表象感受内里的气。只要守住的是内里气的状态，便可知真实的寒热状况，不会迷惑。如果仅凭表象去推理或仅根据表象做判断，则容易被迷惑认假为真。静心明辨之。

寒热由外而来

1. 寒自外来（虚实恶寒，治当散寒）

机体自外感受风寒后身体拘紧。若内里气血虚弱无力抵抗，只会表现出身体拘紧之象，但这种紧象喜欢舒缓而厌恶拘紧，故遇寒会加重，表现出恶寒，若内里气血充足则会奋起去抗寒邪，即当发热，此发热乃欲驱寒外出以缓解拘紧，故亦会伴有恶寒。

此外寒在表引起的"无热恶寒"与"发热恶寒"为真寒，当"散寒"。

2. 热自外来（虚实恶热，治当清热）

机体自外感受暑热，人体之气在增多的热气牵动下，会表现出气血涌沸之象。气血虚则"无热而烦躁"；气血充足则"发热而烦躁"。

无论发热与否，皆喜欢让气血安静而厌恶气血涌沸，故会伴随"恶热不恶寒"，此为真热，当"清热"。

也有本是感受寒邪，正气过分抗邪而化为热，此病机亦为暑热，必伴恶热，当"清热"。

寒热自内里而来

1. 寒自内里而来（实则恶寒，治当散寒；虚则假热，甘温温补）

外来之风寒长期不解而入里，或寒邪直中内里。如果气血相对充足，仍有力抵抗寒邪，此时因寒已深入，卫气不再亢奋，故不发热。人体有充足的正气，仍欲去除寒气而舒缓拘紧，故仍会"恶寒",仍可用"散寒"之法治疗。

如果气血衰微,无力抗邪,气在面临入里之寒邪时便会躁动,相火随之而起,元气与相火一胜一负,气越虚则相火越盛,长期则会生痰生瘀与寒相裹,则寒更难解。此时人体之气苦于相火躁动而欲安静以休养,故人体会"恶热而喜寒",这种恶热实际上更深的本质是恶热引起的烦躁,任何能够引起烦躁的事皆恶之。此时病人虽恶热,但病机却为寒,此为"真寒假热",故当以"甘温温补",不必惧怕助热,正气一足则相火自安,此即李东垣甘温除热之理。有时寒痰瘀堵或寒瘀互结较重,亦可先因势利导以辛温之药攻邪,衰其大半再急以甘温补之。

真寒假热与真热:真热者必全身怕热喜冷;而真寒假热者为阴经所过之处怕热,如手心、足心与口腔多怕热喜冷。

2. 热自内里而来(实则恶热,治当清热;虚则假寒,甘寒清补)

外来之暑热长期不解而入里,或热自内生,如摄入过多热性的食物、情志有郁积而化热等,甚者会导致燥屎,或热痰,或瘀血。若气血津液相对充足,会表现烦躁,若暑热过多亦会发热,此时人休之气躁动但欲安静,故仍会"恶热",仍需用"清热"之法治疗。

如果此入里之热日久失治则耗气伤津,虚弱的气血与内里之燥热相结,越结越虚,相火随之而起,衰少的气血结于里而无固表之力,表气衰微不能抵抗寒邪,故会怕冷而喜温暖。此时病人虽恶寒,但病机却为热,此为"真热假寒",故当以"甘寒清补",不必惧怕助寒,但不能过于滋腻而碍脾。有时燥屎或结热、瘀血较重,可先因势利导以寒药攻除,衰其大半再急以甘寒补之。

真热假寒与真寒:真寒者必是后背怕冷为重,而真热假寒则为全身畏冷,或某一区域怕冷,暖衣不解。经言"诸禁鼓栗,如丧神守,皆属于火",鼓栗是自觉凛凛战栗之象,如丧神守是卫气失去防卫之象。很多人长时间服用附子类热药，越吃越怕冷，也有医生见到怕冷的病人就温阳，但越温阳越怕冷，皆是此理。

寒热辨析

医生不能以病人描述的表象寒热为判断的基准，要通过病人的描述感受内里之气的状态。

病人表现为冷，若得温覆则解，说明内里之气为寒所凝，也必然会表现出汗液与小便皆澄澈清冷；若得温覆而不解，说明内里之气非寒凝态，此冷非真。

只有从"外温覆而寒解"方能说明气是寒凝状态，若用热药有所缓解，或吃热物有所缓解，不能反映气处于寒的状态。

我们不能死守病人"是否得温覆而解"这一个指标，有的病人在这个细节上感受不敏感，难以表述，我们静下心来还可以从其他很多方面体会到病人气的状态。

病人表现为热，若得寒而稍安，得热则不舒服，说明内里之气为真热，也必然会表现出"病机十九条"中火热病机的象；若得寒而不觉其寒，或热而怕冷欲近衣，此皆说明内里之气非火热状态，此热非真。

不仅整体的寒热有真假，局部之寒热亦有真假。

以胃部灼热为例，胃中热气翻滚，病人会表现出胃内灼热；如果外寒入里，郁于胃中，胃中之气被寒所郁，气郁而不畅病人亦会表现出胃内灼热。前者为"真热"，后者为寒凝所郁而化之热，为"真寒假热"。下面我们细腻地对这个表现的两个不同病机进行格物：

真热的胃内灼热，或相火夹痰湿或单纯为热，病人皆表现为"热胀之象"，无紧、痞、闷堵之象，其热洋溢时会有反酸或上呕之象。依病机表现为"诸呕吐酸，暴注下迫，皆属于热""诸逆冲上，皆属于火"。

真寒假热的胃内灼热，为"寒凝"所引发，故主要为"收引之象"，会有明显的胃脘部拘紧的痞证，甚者有腹部或胃脘急痛，此热为郁热，郁甚会呕，有内热上溢而反酸，此反酸"无上冲"之象，且上溢的胃酸中会有食物残渣，故所吐的非是酸热之味，而是腥腐之味。依病机表现为"诸坚痞，腹满急痛，吐腥秽，皆属于寒"（此为刘完素所补充之病机）。

这里仅以临床最常见的两种寒热之象为例，其他种种寒热之象亦以此思维格物致知。

人体所有的部位，任何疾病，其病寒热皆有可能，不能盲目地根据病位或病名判断寒热，所以要在平日里体会各种病证的真实寒热表现。

如果对很多病证的寒热之象体会不到，不要用力思考，放松头脑，静下心来格物，体验气在某处处于各种状态的外在表现，不要用头脑推理或联想。格物越久，对内里的体会越细腻真实，临床时就可以越轻松准确地抓住病机，这是取得稳定疗效的基础。

很多医生见热清热、见寒温寒的思维已根深蒂固，积习日久，即使心中明白寒热真假之辨，在临床中亦难以摆脱习性，见病人怕冷不敢用寒药，见病人发热亦不敢用热药。丹溪先生专立一论"恶寒非寒病、恶热非热病论"，以明辨寒热，并以其亲验之医案，为医生树立信心，勿受表象与习性的影响，应以正心诚意下的判断为准。

◇ 迟数定实虚

脉之迟数，对应人体气机之实虚。

《脉经》曰："数脉，去来促急。""迟脉，呼吸三至，去来极迟。"

由这两段文字可以看出，脉之迟数是在描述脉搏搏起与回落的速度。

脉搏搏起快，回落也快，即"去来促急"，为数脉；脉搏搏起缓慢，回落也缓慢，即"去来极迟"，为迟脉。

脉搏就如同水面上的波浪，数脉如同波浪快速地鼓起，又快速地回落；迟脉则如同波浪缓慢地鼓起，又缓慢地回落。

此虚实为气血之虚实，实为气血充实，治疗可直接祛邪。虚为气血乏少，需要用具有补益作用的甘味药治疗。

数脉（急促感、躁动感）为虚

数脉的特点：下按手指，感受脉搏鼓起时的顶手感，会感觉脉搏鼓起时非常快速，给人带来一种急促的感觉，回落亦很迅速，脉搏的一个搏起是仓促完成的。

格物思之，我们在日常生活中出现气急促的情景：时间不足的时候心里会急促；工作困难太多而自己能力不足的时候心里会急促。

同样，脉搏急促也反映人体里气血不足，或是虚热而躁动，或是有邪气但正气没有能力驱邪而躁动，这都是人体虚弱之象。

丹溪先生认为的虚，非后世所说"阳虚或阴虚"。丹溪先生所言之虚，特指当下人体的主要矛盾为气血不能够濡养，治当以甘味药为君，调理气血，使其恢复濡养，不能直接攻邪，此虚丹溪先生亦称之为阴虚。故先生以党参、当归、生地黄皆补阴，不同于后世肾虚、阳虚之类的定义。

对比：仲景所诊数脉

或许有人会问：阳明病承气汤证脉实大且数，为什么就是实？

这还是因为脉学定义的差异，仲景所诊"数脉"特指脉率快（用现代的词语来说，脉率反映的是人体代谢的快慢），而非丹溪先生所指急促感。

仲景所诊"数脉"是描述脉搏搏起的急促感，很多人虽然代谢很快，脉率增快，但无急促之象，此为实非虚。脉象实大的承气汤证即是如此，其脉率虽快，为内里之热快速地向外散，如同万马狂奔，但无急促的感觉。

迟脉（从容感）为实

迟脉的特点：下按手指，感受脉搏鼓起时的顶手感，会感觉脉搏鼓起时非常缓慢，从容缓慢地向上顶，达到脉搏最高后缓慢地回落，给人带来迟钝的感觉。

这反映人体内的气血相对安静，血能够滋养气使气不躁动，粮草充足，故可以行军打仗。

治疗可以直接用祛邪的方法，亦可稍佐甘药以顾护正气。

人的气血越充足，其脉搏搏动越平缓。

或许有人会问：心衰的病人脉象多迟，为何心衰之迟就是虚？

此亦是术语之混淆。心衰病人脉象之迟，特指脉率缓（即脉率不足）；丹溪先生所诊之迟，特指"不急促、不躁动"的从容感。

心衰病人虽脉率不足，但脉搏的每一个搏动都是急促的，中间相隔很久之后才有下一个急促的搏动，病人多心悸动，此为虚，若脉结代，则极虚，需急治。

亦有心梗引起的脉率迟缓，既脉率不足，又搏起缓慢，此为丹溪先生所说"寒凝实证"，病人表现多为心前区压榨紧痛，甚者手足冰冷厥逆，此为寒实象，急当温阳散寒、回阳救逆。

《伤寒论》中有一条"发汗后，身疼痛，脉沉迟者，桂枝加芍药生姜各一两人参三两新加汤"，此条中脉沉为寒邪入里，非丹溪先生所言之沉。但脉迟与丹溪先生定义相同，只是站的角度不同，故理解不同。丹溪所言之虚实为气血之虚实，若以丹溪先生的视角视此证则为"寒凝实证"，故治当温散动气，非"寒凝虚证（阳虚寒凝）"。

后世很多医生所视的"阳虚寒凝"，以丹溪先生的视角都是"寒凝实证"，如阳虚水泛证之苓桂术甘汤、真武汤，少阴阳虚之四逆汤等。金元时期的医生皆以这些方剂是针对实证的温寒之方，不以为是针对虚证的补剂。

对比：丹溪所言的虚实与其他学说的虚实

综上所述，仲景所诊数迟，与丹溪所诊数迟，有异有同。故不能以《伤寒论》中所言之虚实等同于丹溪先生所言之虚实，更不能以丹溪先生的虚实来理解《伤寒论》。如果没有条理清晰地分清概念的含义，没有经典思维的基本功，将两个人的理论掺和在一起只会造成思维的混乱。

很多人习惯以脉搏强度的大小来分虚实：以脉搏松软认定为虚，脉搏强盛认定为实。脉搏的强度反映的是人体正气与邪气抗争的状况，正邪俱盛则脉强盛，正邪俱虚则脉松软。

这种分法与"迟数分实虚"有很大的重合，因为正气充足则抗邪之力强，脉便强盛，同时脉迟；正气虚弱则抗邪之力不足，脉便松软，同时脉数。

但也有不同于上面所说的时候。有时虽然正气虚弱，但人体对邪气的反应过于敏感，邪气虽微，但抗击有力，其脉强盛，为虚证，其脉数。同样，有时虽然正气充足，但被黏腻之痰湿所困不能运化，抗击之力不能伸展，其脉松软，为实证，其脉迟。

理是越辩越明。若虚实是以丹溪先生所视"气是否能够濡养"而定，当以数迟为标尺；若虚实标准是以"正邪相争状况"而定，以此视角论之，则当以松软为虚，强盛为实。

准确判断每一个病人脉象的迟数，是非常重要的诊断。只要我们的心是安静的，手指触于脉管表层不动，静静地体会脉搏从指下滑过，就会清晰地体会到有的脉搏是仓促完成，有的则是迟缓通过。

迟数之脉虽与脉率无关，然而当脉率变化时每易误诊。对于脉率正常之人，数脉与迟脉容易分清；对于脉率过快或过慢的病人，分清迟数就需要心思细腻一些，不能草草了事。虽毫厘之差，但治法迥异，医者必须明辨。

纲领必须准确，无论病情多么复杂，都不能有丝毫的差错，就如同木匠所用之规与尺，只有规尺准确才能做出精美的器具。丹溪先生以浮沉迟数为脉诊之总纲，学者对此必须精准认识，不能有丝毫差错。

三、朱丹溪对气血的诊断

丹溪先生诊断非常重视气血，气为阳，为变动；血为阴，为静养。

人之脉搏即是气鼓动血而跳动，气动带领血前行，血静而滋养脏腑经络；气静则化为血，血动则产生气，如此生生不息。

人的一切活动全赖气之动，包括肢体活动、思维活动、防卫与抗击病邪的活动，等等，气动到哪里血亦随之而至以濡养，其气得到血的濡养，方能更好地进行各种活动，且对气所到之处产生滋养作用。

若气妄动而不能静合则病生。

气动亦不能有郁滞，气聚于身体某处而不流转，亦可致病。

人的一切滋养全赖血之濡润，血宜如涓涓溪水般的流动，如此才能够滋养万物。血过少不能化生为气，不能滋养周身而为病；或血瘀而不通利，亦可致病。

丹溪先生所言"阳常有余，阴常不足"，就是说气常过分的亢奋，而阴不能配阳以滋养，长久不治气虚而躁动，阴血虚而不能充盈。

丹溪先生所言之阴虚，即是血虚，补阴为补血，与后世所认定的阴虚定义不同。

气病，就是气鼓动起来而不能沉静，脉亦随之鼓动而不能静合，就如同气球吹满气鼓起来一般，脉象特点是大而鼓，给人一种膨胀的感觉。其病或因外感六淫初期，气随之鼓动抗邪；或七情过激初期，气随之亢奋；或过于劳累不得休养，气不能沉静，等等。

血病，是气过于沉静不能鼓动起来，脉象特点是细而不鼓，如同干瘪的气球一般。其病或外邪直中，或失治误治使外邪入里，或七情之伤过重，或长久不解，或过度虚劳，等等。

无论气病、血病，寒热虚实都是不变的纲领。

◇ 如果是实病

气实则脉大而迟，多按之有力。此可根据寒热散寒或清热，选动性较大的药，多质地疏松，煎煮时间短一些或用散剂。

血实则脉细而迟，多按之有力。可根据寒热活血温经或凉血清热，选动性较缓和的药，多质地结实，煎煮时间长一些或用丸剂。

气血俱实，脉迟的同时，脉管表层较大且有力，沉按于脉管底部有细且牢固的脉。脉搏力量如阶梯状，表层有力且宽大，下按到底层会摸到一个更有力的细脉，多兼有涩脉。此时一般先治血后治气，若血微实可气血同治。

气实而攻血，则耗血伤气易引邪入里；血实而攻气，则耗气伤血易使病缠绵。

◇ 如果是虚证

气虚则脉大而数，多下按之中空无力。此可根据寒热补气行气。

血虚则脉细而数，血虚寒下按之多无力，血虚热下按之多见有力。可根据寒热养血活血。

经言："形不足者，温之以气；精不足者，补之以味。"

形不足，即脉之形体不充盈，脉大而空，此气虚，温之以气，即可选黄芪、党参之类甘温气厚之品补之；

精不足，即脉中精微物质不足，脉细，此血虚，补之以味，即可选地黄、当归之类味厚之甘味药补之。

《金匮要略》曰："脉大为劳，极虚亦为劳。"脉大即气虚，极虚即血虚，两种皆可虚劳。气血俱虚，则脉数的同时，表层虚大，下按到底微有力，如按葱管，即芤脉。"芤脉，浮大而软，按之中央空，两边实"，治疗当益气生血，以益气为主，"有形之血不可速生，无形之气法当急固"。

◇ 如果是虚实夹杂

有气虚中夹实，脉象数大，三部脉中只有一部脉下按有力，其余脉下按空虚，此时会兼有弦脉，为气虚中兼有郁滞，当根据郁滞的性质补气散郁。

有血虚中夹实，脉象数细，三部脉中只有一部脉下按有力，其余脉下按空虚，此时会兼有弦脉或涩脉，血虚中兼有血瘀，当养血化瘀。

有气虚而血实，此证以虚为主，故脉数，脉大且多松软，下按到底有细而有力之脉，此多为气虚血瘀或气虚内里有癥瘕，此时会兼有涩脉。这种病较难治，根据病情或扶正，或在缓中补虚的同时攻邪，需久服药。

气实则血实，血虚则气随血脱，故临床中无真正的血虚气实者。

经言："上守神者，守人之血气有余不足可补泻也。"丹溪先生治病以寒热虚实为纲，根据气血状况而立法，方随证变，无专病专方亦无秘方可寻，唯有规矩之治，可谓上医。

四、朱丹溪对诸郁的诊断

◇ 弦脉候气郁与痰郁

在丹溪先生的医案中，多次提到脉弦，弦脉的出现皆主郁。

郁为情志不畅或痰湿黏滞，使气不得发越，当升不得升，当降不得降，当变化而不得变化，气机不舒畅，因此而生病。

《脉经》曰："弦脉，举之无有，按之如弓弦状。"

"举之无有"，说明气血聚于内里。

"按之如弓弦"，说明内里气机不畅通。如果气血通畅，血流可顺利通过，脉按之柔软；相反，气血运行不畅，血脉流通就需费力方能前行，故脉管的紧张度会增加，按之如按弓弦，郁滞越重弦象越明显，郁滞日久脉之如按钢刀则为无胃气之死症。

我个人的体会：手指缓缓下按脉管，体会在下按过程中指下的变化。如果气血没有郁滞，则随着手指的下按，脉管压扁，脉在指下均匀地变大，力量均匀地搏于指下，再往下压则力量减弱直至消失。如果气血运行有郁滞，则随着手指的下按，脉管在压扁的同时，指下的力量没有散开，而是力量集中成一条线在指下搏动，此即是弦脉。

以"气郁与痰郁"为纲

丹溪先生的学生归结弦脉所反映的郁滞有气、血、痰、火、食、湿六种，其实丹溪先生是以"气郁与痰郁"为纲。

此气郁之气非气血之气，亦非一元之气，而是情绪不畅，吵架生气之气，即肝气郁结之气，凡因为情志不畅所致之郁皆属于此。

痰郁为过食肥甘，好逸恶劳，水湿痰不化，壅滞气血，使得气血不畅而郁，此痰为广义之痰，一切水液代谢不利所聚皆为痰。

其他诸郁皆是此二郁之变之化。

气郁与痰郁的脉象都是弦。气郁为情志不畅，其脉搏在刚刚要搏起的瞬间急促地上冲，这股上冲之力过后以微弱的力搏起至脉搏的顶端，之后均匀回落。就如同呼吸时叹气一样，如果情志舒畅，则呼气自然，如果情志郁滞，吸满气后在呼气的瞬间气出得较急促，之后再慢慢把剩余的气呼出。气郁之脉亦是如此，刚搏起的瞬间有明显的急促象，像是瞬时能量爆发一般。症状表现也能准确地反映出气忽然爆发之象，不管任何症状表现特点为忽然间的紧张，即"诸暴强直"。

痰郁为痰湿水饮等郁滞，脉搏起较均匀且混浊不清爽，无上冲之象。若为黏痰黏滞于脉道，脉在搏起到顶点时会有如涩脉之散；若为水湿之气壅滞于脉道，脉会在搏起的中间部位有明显的壅滞感，甚者感觉脉管内真有水一般。症状表现为某一部位壅滞之象，即"诸痉项强"。

或许有人会问气郁为肝郁，痰郁为脾不运化之郁，是否左关郁甚为气郁，右关郁甚为痰郁。告诉大家，切莫有此推论，气与痰为一元之气郁滞，而两关为肝脾二脏之位置，气可郁于任何一脏，非独郁于肝，气郁于脾曰肝气犯脾；痰亦可郁于任何一个脏，非独郁于右关，临床多见热痰郁于左关，曰肝胆湿热。

治郁之法概述

对于郁的治疗，很多人自然想到治郁名方越鞠丸。此方为朱丹溪弟子根据朱丹溪的思想整理而得，非丹溪先生所创。

拘于以一方对治一证不合丹溪先生思维。

治郁无固定之方，以寒热虚实为纲论治，且以人体大状态为本，亦要参合病位深浅与郁滞轻重而治，若气郁则加以疏肝理气之药，若痰郁则加祛湿化痰之药。

五、朱丹溪对老痰瘀血的诊断

丹溪先生论脉以浮沉迟数为纲，尤重视涩脉，在其医案中涩脉较多见，重病久病的医案中涩脉十见八九。

涩脉为临床中易忽视的脉象，需细辨。学脉者不明涩脉，则会误判病机，以致顽症重病不除。

诊脉中见到涩脉，反映的是人体内有老痰、瘀血阻塞气血运行，闭塞气道。

"或因忧郁，或因厚味，或因无汗，或因补剂，气腾血沸，清化为浊，老痰宿饮，胶固杂糅，脉道阻涩，不能自行，亦见涩状。"

丹溪所诊涩脉非滑涩相对之意

涩脉也是因为定义不统一而导致了很大的误解。有一种涩脉是与滑脉并提，脉搏流利为滑脉，脉搏不流利为涩脉，此涩脉只代表气血不流利。

观丹溪先生所诊之涩脉，若非重症便是顽疾，故知此涩脉非滑涩相对之意。且若涩与滑相对，则三部脉不会有一部脉涩甚，而丹溪先生医案中时有某一部脉涩甚，或轻按则涩重按则弦，故知丹溪先生之涩脉另有其意。

《脉经》曰："涩脉，细而迟，往来难且散，或一止复来。"

此即是丹溪先生所诊之涩脉，此涩脉有两种形态，一种是"细而迟，往来难且散"，一种是"一止复来"。诊脉时这两种形态或兼而有之，或只见一种，皆是涩脉。下面我们分而论之。

涩脉之一：一止复来

先说"一止复来"的脉象：手轻压脉管，至能够清晰地感受到脉搏的形状与搏动的力量，手指在此位置停留，既不再加力向下按，也不减力抬手，保持这个力量，感受脉搏在指下一个接着一个的搏起与落下。

如果脉搏的搏起力量有明显的不均，大部分脉搏搏动发力充足跳得较高，却时常有一个搏动发力很弱跳得很低，此为涩脉。

这个不足如果不够细心往往注意不到，但只要头脑宁静，心轻触而不抓扶地体会脉搏在指下的变化，脉搏忽然无力会很容易摸到。

我的体会是摸着摸着忽然指下沉了一下。因为每个脉搏都是同样的力量，很容易导致我们预期接下来的脉搏也是这样的力量，结果这个脉搏没有起来，虚晃一下就落了下去，所以会感觉指下忽然一沉，就如同走楼梯忽然踩空一样。

这种忽然弱一下的搏动大多二到十动之中就会出现，且多有规律地出现。

有时亦会表现出脉搏跳动越来越有力，之后忽然力量跟不上而沉一下，力量的变化是强、更强、弱，再继续这样变化，亦是涩脉。

这种"一止复来"的涩脉需要在摸脉时连续感受几个搏动，才能够确定是否有涩脉，因此摸脉不能着急，得如同钓鱼般静静地等待。

诊脉独取肺经之寸口脉，是因为经脉之行起于肺经，周流脏腑经脉一周后又止于肺经，为气之终始，故肺经寸口的搏动记录了气血流经全身时的所有问题。

脉搏跳动之中出现一止，说明气血在周流全身时有一个脏腑或有一条经脉没有得到气血的濡养，之所以如此是因为该脏腑或经络被痰或血淤堵而不通。

涩脉的"一止复来"不同于结代脉：结代脉约相当于现代医学的心脏早搏现象。结代脉为脉率上的停顿，诊脉时感觉脉搏动过程中忽然停顿一下，停顿之后又恢复搏动；涩脉与脉率无关，是脉力的不足，是力量上的一止。

结代脉的出现，代表气太虚，故搏动不能相续而暂停；涩脉为痰瘀阻于内里而反映于寸口脉。

涩脉之二：细而迟，往来难且散

再说"细而迟，往来难且散"的脉象。此脉是由三个特点组成：细、迟、散，这三个特点缺一不可。

1. 散脉

这三个特点中的重点是散，脉管内的血流与脉管撞击时形成余波即是散。

如果脉管的管壁是光滑的，血液在脉管里流动，只有脉搏搏起与回落，不会有任何多余的波动出现。

如果脉管表层沾有黏痰或瘀血，血流经过痰瘀时就会在脉管上遗留下震动。

散的感觉就如同我们摸到震动的音叉上的感觉一样，在脉搏起时感觉指下的脉管上出现向外扩散的密集震动，从脉搏的顶部向外散开。

后世许多医家将这种散的感觉定义为涩，将其形容为"如轻刀刮竹"，体会一下用刀片立在竹片上刮动发出咯咯震动的感觉即是；也有形容"如雨沾沙"，体会一下用手指下按被水打湿的沙面，下按中手下的沙子移动产生摩擦而吱吱作响的感觉；也有形容"如病蚕食叶"，体会一下病蚕食桑叶时，发出低沉的沙沙作响的感觉。这三个形容非常贴切，我想不到比这三个形容更贴切的描述，就是脉管上产生细小密集震动的感觉，为气血冲击痰瘀所致。

这种散的脉象非常多见，只要我们能够安心地体会指下的感觉，很容易就能够摸到。

散，代表着不通畅。

作为对比，先说说"并非真正的散脉"：如果能够在很安静的状态，用手指轻触寸口脉表层的皮肤，在微微能感受到脉搏搏动时，寸关尺的某个局部脉经常会在指下感觉到微微的散，这个散的感觉很微小，此非真正的散脉，仅代表相应部位有病变，属于微观摸脉的范畴，虽有较高的准确性，但与中医所诊治的气血无关。

"真正的脉散"是在脉搏起的"顶端"出现，是伴随着气血搏动而产生，需要稍微用力感受到明显的脉搏时出现方为真正的脉散，此脉所产生向外扩散的波动非常明显，反映的是气血运行中的郁滞。

脉散代表了有痰瘀，若脉较宽大，气血通利，可微微化痰瘀则病可愈，轻症甚至只需调整气血就可痰瘀自除。

2. 细脉、迟脉

当痰瘀越来越多、位置越来越深，脉道就会越来越细，如果阻塞了脏腑经脉，导致脏腑经脉失养，则脉管会变得很细。正常的脉管随着手指下压力量的增加，脉管会变宽。当摸到的脉较细，下压时脉管只是微微增宽，没有随下压明显增宽，此即是脉细，反映病邪深入内里或气血衰少不能充盈脉道。

"数则为虚，迟则为实"。

脉细而数，说明气血严重虚耗，为较重的虚劳。

脉细而迟，说明气血足，非虚所致。再加之脉散，可知为痰浊郁闭内里之象。

若脉细迟而不散，则反映病人天生脉管较细，既非虚亦非痰。

两种涩脉对比

两种涩脉，一种为一止复来，一种为细迟且散，都反映病人体内有严重的痰浊或瘀血阻于深层内里。但见涩脉，必为重症或顽疾。

两种涩脉有时会兼见，有时只见其一。一止复来的涩脉见之虚实皆有可能；细迟且散的涩脉见之为实。

弦脉和涩脉对比

弦脉与涩脉都是气血不畅：弦脉为气血不畅之郁，涩脉为气血不通之闭。

涩脉亦常与弦脉同见，为因郁而闭。

弦脉之郁久而不治，则有可能引起内里郁闭而出现涩脉，为病加重。

涩脉之郁闭经过正确的治疗，郁闭减轻会呈现弦脉，为病减轻。

涩脉之诊治

若气血实欲攻之，需明其寒热与痰瘀所在部位而攻之，不可乱攻动气，不仅无功，徒耗气血，使病情加重。

若气血虚则不能攻伐，只能在和气血的同时缓缓祛邪，此证难愈，王道无近功，非长久服药，病难去除。且服药时需病人收心养心，清淡饮食，节房事，适当劳作，勿使相火妄动。丹溪先生治疗此证轻者亦须调理月余，甚者调理数月方愈。

凡见涩脉，都需察其面色有无生气，诊其脉象有无胃气。若面无生气、脉无胃气，则可预知死期，服药只可缓解其症状，无回天之力。

摸涩脉是诊脉非常重要的必备能力，比较考验静心的功力。只要大脑是烦躁的就没办法将神安住于指下，或者过度精力集中使神不能放松地安住于指下，多会错过。让大脑放松下来，大脑只是调整好方向，放松地专注于摸脉，这时是心的感觉在指下，很容易便可摸到。且只要在一个病人的脉象上摸到了，就永远不会忘记，越摸经验越丰富，就可越快速清晰地摸到涩脉。

涩脉的经典出处

涩脉所候之老痰、瘀血的认识源自于《难经·第十八难》

"人病有沉滞久积聚，可切脉而知之耶？

然。诊在右胁有积气，得肺脉结，脉结甚则积甚，结微则气微。

诊不得肺脉，而右胁有积气者何也？

然。肺脉虽不见，右手脉当沉伏。

其外痼疾同法耶？将异也？

然。结者，脉来去时一止无常数，名曰结也。伏者，脉行筋下也。浮者，脉在肉上行也。左右表里，法皆如此。假令脉结伏者，内无积聚，脉浮结者，外无痼疾；有积聚，脉不结伏，有痼疾脉不浮结，为脉不应病，病不应脉，是为死病也。"

《难经》诊断沉滞久积聚的两个指标，要么是脉结，即脉时一止之涩；要么是脉沉伏，即脉细迟之涩。如果病人明显能够通过望诊与问诊诊察到沉滞积聚，而脉象没有涩脉，此脉必无胃气，不治。

六、朱丹溪对五脏的诊断

在丹溪先生生活的时代，通过左右手寸关尺分别候心肝肾与肺脾命门已成为医学不易之普遍定理，此是医学立论的基础，丹溪先生亦是以此为基础诊断五脏。此时医学对脏腑的认识既包括部位也包括功能。左手寸脉，代表上焦心的部位，如果单独这一部脉出现问题，气血在此处运行不畅，则会表现出一系列的症状，此即表示心的功能受损。

人体感受寒热，大多是先影响整体的脉趋于一个象变化，如果长久失治误治，病邪会深入并聚集于一处，影响该处的气机。聚集于左寸，则会影响上焦血的运行，会出现以心为病机的不适症状，其表现为"诸痛痒疮"；聚集于右寸，则会影响上焦气的运行，会出现以肺为病机的不适症状，其表现为"诸气膹郁"；聚集于左关，则会影响中焦血的运行，会出现以肝为病机的不适症状，其表现为"诸风掉眩"；聚集于右关，则会影响中焦气的运行，会出现以脾为病机的不适症状，其表现为"诸湿肿满"；聚集于左尺，则会影响下焦血的运行，会出现以肾为病机的不适症状，其表现为"诸寒收引"；聚集于右尺，则会影响下焦气的运行，此或命名为命门，或命名为心包，皆是虚热之象，其表现多样，不固定。

此寸关尺局部脉所代表的是五脏的部位，即正邪相战聚集的部位，不等同于真实的五脏，不能见到局部脉的异常而直接对该脏进行补泻治疗。以单独左关脉异常充实为例，此代表外邪深入中焦，左关脉处的气血奋起抗邪，故左关脉会独盛。此时治疗当以寒热虚实为纲，分清邪气的性质，祛除邪气，并适当疏导关部气血，以使左关平复。医生若不明理，见左关脉盛而泻肝，若关部的充实仅仅是气郁的深入，则泻之可以平复；若为其他邪气所致，则泻肝为泻正气，会加重病情，寸关尺其他部位亦是如此。

丹溪先生对于五脏以及五行的认识的来龙去脉我会在第四章深入探讨。

七、色脉相合诊法

"能合色脉，可以万全"，此为古今明医不易之诊法。诊脉要精细，望色亦要精细，合此二者，则于病人气机之诊断明确矣。

正心诚意为一切之前提。我们放松下来欣赏他人，自然先看其体态，慢慢不自觉地会去欣赏其脸庞，并长时间把目光关注于对方的脸庞。无数的诗歌都是在赞美异性的脸庞，故由天性而发的诊疗过程必然会对面色有精细的观察。欣赏一株植物，我们自然会被它的花所吸引，同样欣赏人，我们也自然会被其脸庞吸引，故经典形容五色为气之华，人之面即如同植物之花。面色为体内之气的外在表现，司外以揣内，通过外在表现可以感受到内里气的状况。

望色之诀窍亦在于目光轻触而不抓扶地看向病人。此时目光自然会锁定在以鼻为中心的面部区域，此区域包括上额、两颊、鼻唇、下颌。所望的是这一片区域皮肤的表层有一层色，这层色是由内里透出，放松下来找几个人对比地去望，就会发现每个人都不同。

◇ 整体面色

先望这一片区域的整体色泽，这反映整体气的情况。

色白反映人体气处于寒凝状态；

色赤或黄反映人体气处于热的状态；

色青、色黑则反映人体脏腑经脉有郁滞甚者闭阻；

色泽浅淡则气血虚，色泽深浓则气血实；

色浮则病位浅，色沉则病位深；

色清则气血流利，色混浊则有痰湿阻滞；

颜色松散则为新病、轻病，颜色积聚则为久病、沉病；

颜色润泽则胃气好、有生机，颜色晦暗枯燥则胃气差、血气衰败。

以上这些望色的信息，不是以先后顺序来望，不是一个指标一个指标地逐个分析。放松下来诚意地描述病人面色带给我们的感觉，我们会感觉这些信息"同时"呈现在眼前，我们会得到由这些信息"综合"起来组成的面色感觉，就知道病人当下气血状况。

◇ 局部面色

接下来细细地看面色的局部：

上额，两眉之间印堂处，反映心的气血状况，与左寸脉相应；

左颊，目之下鼻之左，反映肝的气血状况，与左关脉相应；

右颊，目之下鼻之右，反映肺的气血状况，与右寸脉相应；

下颌，唇之下，反映肾的气血状况，与左尺相应；

唇与鼻反映脾的气血状况，与右关脉相应。

如果病邪深入聚于脏腑，则相应脉象会有明显独异于其他脉的脉象，同时面色相应的部位也会有明显异于其他部位的色泽。

望完整体之色便知人体整体气血状况，望完分部之色便知人体脏腑气血虚实，并与脉相参验之，再合以症状。

必待三者（色、脉、证）合一，则病人气血状况诊断明矣，此为医者规矩之学。无此规矩之学，临证则只能据证检方，不能临机应变，不入医道，为医难以有成。

八、脉诊之"治病必求本"

医生如果只是掌握了医学知识，而不改变思维习惯，临证时仍然习惯性地用数据来分析人体，此时即使掌握了基本脉诊与色诊，临床操作也会把脉与色的诊断作为数据一样记录，难以取得好的疗效。

以脉诊为例，很多医生也重视脉诊，临证时会详细地记录指下双手寸、关、尺，浮、中、沉的感觉变化，会针对各种的变化来处方。

假设摸到一个病人的左手脉的信息是：左尺脉虚，左关脉沉紧，左寸脉沉细。其处方就会根据左尺脉虚加一些补肾药，左关脉沉紧加入一些温散肝寒的药，左寸脉沉细就加入一些补心血的药，之后再如法炮制针对右手三部脉的感觉处方。

这种处方的方法对于一些临床常见病效果不错，但是这种临证缺乏中医整体观念，需要将思维沉下来。如果长久地根据脉诊的各个细节开方，很容易陷入经验医学，虽可有一定的疗效，终不通达。

脏腑之间是存在联系的，仍然以此病人为例：

左关脉沉紧日久寒将正气都聚于此，必然左尺脉会空虚，同时也会导致气不能上达于左寸脉而显现左寸脉沉细。此左寸脉的沉细与左尺脉虚，皆为左关脉之寒凝所致。只要左关脉之寒凝解除，稍待时日，左尺脉自然会饱满，左寸脉也自会鼓起来。

此时如果处方在温散寒凝的药物中，加入滋肾阴的药物与养心血的药物，此类药滋腻反而容易阻碍阳气的运化。君臣相制，气势不行，故看似照顾周全的药方，实有掣肘之患。

故诊脉当明脉理。脉为气血周流于脏腑经脉的外在表现，脏腑气血通畅，脉即安和；一有不通，周身皆随之而变化，则百病因之而生，其脉亦随之百变。

故若以绝对的标准来看六部脉，大部分病人每一部脉都不正常，或大或小或实或虚，如此众多变化为病之末。

这些变化不是相互独立的，而是相互关联的。我们要在这些复杂的相互关联的变化中，找到导致这些变化的根本原因。这个根本的变化为其他变化之本，丹溪先生所言之"治病必求于本"，即是说要找到此根源，并围绕此根源论治。

治病只除其末，如除草而不去其根，必然反复。只有将根本去除，才是真正的治愈。

丹溪先生曰："病之有本，犹草之有根也。去叶不去根，草犹在也。治病犹去草，病在脏而治腑，病在表而攻里，非惟戕贼胃气，抑且资助病邪，医云乎哉！"

察病之根本，若有涩脉，则脏腑有痰瘀闭阻，则此涩脉是其根本；

若无涩脉，再看是否有一部脉独异于其他脉，则脏腑有疾，此为独处藏奸，为病之根本；

若无涩脉，亦无独处藏奸，则整体脉之偏倾，即整体气的偏倾为其根本。

无论以何为本，治疗当以寒热虚实为纲治之，并视病人整体形态而处方。

医生制方之目的为"随时取中"，即以有偏之药性引导偏离中道的人体之气回归中和。

不可机械地以为某部脉盛则以某药泻之，某部脉紧则以某药温之，此只是在枝叶之末取中，非真取中也。

真取中，则当察病之本，知其本亦不能妄以为某药治疗某本病，而是不拘于一方一药，根据病人的状况引导病人气血去治疗其本，既去其本病又不伤其正，则气可平。

九、小结

中医临证准确诊断的三要素：第一静心莫慌张；第二看气之偏；第三求病之本。

中医临证的过程，不是紧张地与病魔战斗，而是放松下来与病人的气血产生良性的互动。平日里读经明理，并使自己安静，临床保持安静的状态，通过各种疾病的表象看到内在气血状态，运用所明之理引导人体气血恢复平和，同时自己的心因为此过程而更加安静细腻，以合于道，如此才是知行合一。所以临证之时切莫慌乱，慌乱就说明医生被病人的表面现象迷惑，心不中止，意难以诚。医生要时时觉察自己心的状态，心慌乱了就要知止，先静下来，只有如此才有可能看清疾病。

在诊察上中医临床与西医临床不同，西医所察的是异常的指标，从头到脚细致地检查异常。中医没有停留在表象上诊察人体，而是穿透表象去诊察病人"气的状态"，此为疾病的真相。所以处于始终放松的状态下的医生，会先通过最明显的大的形色以知其内在气的大方向，再进一步色脉证相参，细腻准确地描述气的偏倾状态，如此诊疗是自然下层层递进、真实细腻的体察。

若要使开出的中医处方准确地以偏纠偏，诊断就要找到气血偏离最重要最根本的原因，此为病之本，用药要针对此本制定治疗方案。中医对每一个病人的诊断不是一堆问题，而是所有问题都围绕一个根本问题展开，擒贼擒王，找到贼首，引导人体气血针对贼首展开围剿，则治疗思路清晰明确。

中医不只是学治病的知识，更重要的是训练自己的思维习惯，使思维回归天性。此实修功夫无人可以替代，也不能从书本或网络中复制，需自己于读经与处事上下足功夫，空谈无益。

第四章

丹溪学说的理法方药

在古人的认识里，通过学习获得知识与理念以形成一种思维方式是习得所来。

而人回到本初良善的天性，以此共同的天性来认识世界并与世界互动，此为中国文化的教育。

一、朱丹溪临证时的思维方式

现代人从小接受的教育与古人不同，这导致现代很多人无法继承古人的文化遗产。

我们在长时间现代教育的训练下，大脑中存储了大量现代化的知识，这些知识是现代人建立的认知。我们思考问题时大多习惯以这些知识来推理，并以这些知识形成的信念来评价事物，并在长时间的学习与生活中固化了这种思维方式，以致我们理所当然地认为古人也是这样思考。

以这种思维方式是很难理解古人的世界的。在古人的认识里，通过学习获得的知识与理念以形成一种思维方式是习得所来。建立在此的思考为习性，非自然天性的思考。不同的习性导致不同的品格，所有的矛盾分歧甚至战争都是因为习性不同，因为对同一件事物的思维方式不同，导致处理事物的方法产生分歧，这种分歧严重到极点甚至能产生战争。

而所有人的天性是相同的，此即《三字经》所言："人之初，性本善，性相近，习相远。"人回到本初良善的天性，以此共同的天性来认识世界并与世界互动，此为中国文化的教育。这个天性很容易被习性所蒙蔽，许多人遗失了这份天性却很少有人察觉。

"天命之谓性，率性之谓道，修道之谓教"，古代的教育不是教授习性，而是始终顺应天性，保护天性，诱导离开天性的人回归天性之中。天地赋予人与生俱来认识世界的能力，这个能力就如同"好好色，恶恶臭"，即喜欢美丽的颜色，厌恶恶臭的气味，就是欣赏事物，对事物做判断，并能够如实地表达对事物感受的能力。这个能力随着知识的增多，变得麻木迟钝。一个新的事物呈现在眼前，只要我们不对这个事物充满恐惧，也不用已有的知识去定义分析，以正心诚意的态度去接触这个事物，我们内心会对它有感觉，这感觉是心的认知，是天性的认知。当我们知道这个事物的名字与相关知识，我们再去接触它就会停留在大脑旧有的认知里，由大脑的认知产生好恶，这是习性的认知，有此认知便失去了天性的认知。

中国传统的教育是致力于让人始终保持如刚出生的婴儿一样去认识世界，始终对世界充满好奇，伴随着知识的增长，这颗心一直不忘，此即王阳明所说"不忘初心"。保持这颗心探索事物，无论一个事物出现几次，都要让所有的知识处于背景之中，不要让旧知识使心失去中正，是用正心去驾驭知识的认知，即是率性，守住这个初心即是道。始终保持正心去认识事物，精细地知道这个事物引起心如何波动，同时也会试着保持中正并去修正这种波动，并始终以中正的心去公正地观察修正的效果，如此便产生可以修正各种偏离中道的智慧，这便是修道之教。

中国教育是通过率性与修道使自己的天性得到发展，从而减弱习性对人的影响，也就是"存天理，灭人欲"，朱丹溪和古代的明医都接受过这种教育。如果我们长时间接受修道的教育，再学习中医就太容易了，因为中医就是以天性来观察疾病的学问。对于静下心来的中医学子，会把学医的主要精力用于修道，他很快就能看明白疾病，也就会取得好的疗效。而心不正的学子总是想要快速成功，总是迫不及待地想要治病的药方，没有心思静下心来去观察疾病，学一堆知识蒙蔽天性，看不明白疾病，也就不会取得好的疗效。

天性的思考方式与习性的思考方式不同：

面对客体，习性的思考方式是让大脑快速地转起来，快速地让大脑存储的知识与客体发生关联，并在这些知识之间相互推演，以得出对治客体的方法。天性的思考方式则正好相反，先让大脑安静下来，静如止水，不能搅动起来蒙蔽天性。在观察的过程中大脑只负责长时间地定于这个客体，大脑安静且不昏沉，既不胡思乱想也不发呆走神，此时自然会以正心的状态轻触而不抓扶地观察客体，以宁静的头脑、灵敏的心去如实地感受这个事物，诚意地用脑中的知识来如实表达这种感受，在表达的过程中头脑始终是安静的。

习性的思维方式是复杂且高强度的，因为每个人的习性不同，对事物的解读与对治也不同；天性的思维方式是简单且轻松的，因为所有人的天性是相近的，对事物的解读与对治原则也相近。

用习性观察事物，看到的是事物的表象，会无止境地对表象的细节做观察。随着观察不停地加入新的知识，新的知识会取代旧知识，同时由旧知识所构建的理念也会因为新知识的加入而受到冲击，在这样不停地否定中前进。用天性观察事物，首先会观察事物的整体带给我们的感觉。整体能够充分地展示出事物内部气的特点，我们对整体的感觉是心对内部气的感知，只要静下心来我们会从整体中得到无比细腻且真实的体会。每一个局部都含有整体的信息，进一步用心去体会最能够吸引我们的局部，也会得到与整体同样的感觉，且这个感觉比整体带来的感觉更加细腻。精细观察是为了反复验证，以确定这个感觉的公正真实。

通过反复地用天性观察事物，我们的心会更加中正且细腻，能够明察秋毫。让心丰富细腻且恒守中正是学习之本，需要下深厚的功夫；记住各种复杂知识是学习之末，不仅耗过多精力而且使心迷乱。"其本乱而末治者，否矣。其所厚者薄，而其所薄者厚，未之有也。"（《大学》）

用习性来临证，就是用大脑中的知识对病人的症状进行加工，治疗理念也是用脑中形成的理念来消灭疾病；保持天性来临证，病人的任何一个症状或指标都不能和我们脑中的知识相关联。让大脑安静下来，在正心的状态下轻触而不抓扶地用望、闻、问、切等诊法观察病人，诚意地用阴阳、六气等概念来描述这种感受。如果望、闻、问、切每一种独立的诊法带给我们的感觉一致，就可以明确诊断这个病人气的偏差，针对偏差设计一个有偏性的处方以引导人体恢复中正。

用习性来看病，头脑是高度紧张的，看病效率低且疗效不稳定；用天性来看病，头脑是放松的，看病效率高且疗效稳定。

丹溪先生在各方面都一直保持天性，"翁简朴贞良，刚严介特，执心以正，立身以诚，而孝友之行，实本乎天质"。先生生活之中以天性而行温良恭俭让之道，临证亦是以天性行守中之道。先生所著《格致余论》，就是启发医生回归天性的一本著作。

如果医生临证时不能放下自己的习性，虽学了朱丹溪的知识，临证时就会思考这个病朱丹溪有怎样的思路，用自己的习性指导开出类似朱丹溪的方子，很难达到稳定的高疗效。如果医生放松下来如朱丹溪一样保持天性来临证，很容易如朱丹溪一样看清疾病，亦会如朱丹溪般信手拈来地用几味药组成一个方子，会有稳定的高疗效。

临证的关键：放松头脑，让头脑安宁，保持精神轻触而不抓扶地观察病人，诚实地感受心的感觉，保持心的中正。此即格物、致知、诚意、正心。

二、朱丹溪对阴阳的认识

谈论中医或者中国文化首先要谈论的就是阴阳。古人认为上古伏羲氏画卦以有阴阳，之后才有了中华文明，它是中国文化的基础，以阴阳思维认识世界是中医与中国文化的标志。

阴阳不是哲学概念，阴阳是在描述心对事物的感觉，是表达事物内部气的属性。

有形的文字是用来描述事物的有形形象，对于事物内在无形之气，就要用不代表具体形象的工具来描述，这工具就是阴阳爻、卦象、五行等。这些概念没有固定的形象以定义，而是心对无形之气感受的归类，因此阴阳无固定形象。在古代著作里，阴阳合称，代表的是宇宙生生不息之气，万物赖此以生。阴阳分称，代表的是气的两个属性：气的第一个属性是如天自强不息，即阳；气的第二个属性是如地厚德载物，即阴。

　　气处于阴阳相合的状态方能恒久，自强的健运需要有甘润柔软的滋养，载物的柔静需要有发育万物之攸行。阳得阴助，而生化无穷；阴得阳升，而泉源不竭；阴阳相离，则疾病起，故古人用阴与阳之象来表达事物内部无形气的偏离。

　　一年四季的流转就是阴阳之气交感所变化而成，春夏之气偏于阳，秋冬之气偏于阴，阴阳的属性中医没有分歧，中医用阴与阳诚意地表达事物带给我们的感受，阴是柔顺之感，阳是健运之感。只要是真心诚意地表达心对春夏与秋冬的感受，都会是统一的，分歧点在于视角不同，对四季的解读就不同，所产生对阴阳的认识亦不同。

　　对春夏秋冬的变化过程，一种观点认为是春夏阳生阴长、秋冬阳杀阴藏，为"阴阳同长同消"的思想；一种观点认为是春夏阳长阴消、秋冬阴长阳消，为"阴阳消长"思想。以阴阳消长认识四时流转，为宋理学家普遍采用的认识方法，以十二辟卦来描述一年四季阴阳之气的变化，并以此来描述一切的变化规律，朱丹溪亦是以此思维来认识阴阳。

　　这两种认识上的矛盾，是因为视角不同产生的差异。

　　第一种认识（阴阳同长同消）是把太阳所带给大地的气定名为阳气，把由大地向外耗散的气定名为阴气。阳气又称为天气，具有健运不息的特点；阴气又称为地气，具有滋养柔顺的特点。天气下为雨，地气上为云，天地之气以此互生，故同长同消。这种分类方法准确全面地表达了气的全貌，我在以前的著作中都是以此立论。现在需要读者暂时放下这种认识，抱持着正心去看朱丹溪对阴阳的认识。

丹溪在书中曰："天地以一元之气化生万物。""太极动而生阳，静而生阴。阳动而变，阴静而合。"这种思想认为山河大地、日月星辰皆是太极所化生，太极即是合称之阴阳，亦称为一元之气。此气由道所生，有道之时就有此气，此为"道生一"。

一元之气动便有了二，向前便有了后，向上便有了下，这"二"便是阴阳：气主动运动便是阳，由运动而被动产生的便是阴，此即"一生二"。阳为主动之变化，阴为随动之静合。

由道所生出的"二"的特点是欲亲近道，阳想要亲近道故向阴，阴想要亲近道故向阳，如此阴去抱阳，阳去抱阴，便是三，万物都是因为这个阴阳相抱的运转而化生，即"三生万物"。古人用太极图的阴阳鱼表示这个过程。如果阴阳不相抱，阴阳相离，便没有万物，所以只有"三"之后才有万物。

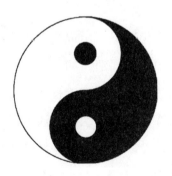

图1　太极图

周敦颐曰："太极动而生阳，动极而静，静而生阴，静极复动。一动一静，互为其根。分阴分阳，两仪立焉。"在理学家的共同认识

里，由一元之气向外发动便是阳，伴随向外发动的同时向内合便是
阴。阳的特点是动而变能够兴化，阴的特点是静而合能够藏养。阳
的兴化需要阴的藏养为基础方能生化无穷，阴的藏养需要阳的兴化
为基础方能泉源不竭，阴阳互为根基，相互消长。（图1）

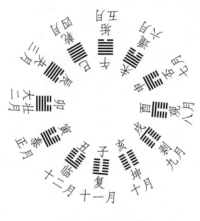

图2　十二辟卦

　　以此阴阳思维来看四季的变化，有著名的十二辟卦学说，以
十二个卦象来表述四季阴阳气的变化（图2）。六爻组成一卦，上三
爻为天，下三爻为地。

　　从冬至之后，阳气由最底下开始生起，形成复卦（☷☳）。慢慢地
阳气由底下向上升起，至阴历一月阳气到达地表，形成泰卦（☷☰），
春天开始。至四月阳气到达最盛，形成乾卦（☰）。由冬至到四月为
阳长阴消的过程，阳气越来越多，阴气越来越少。

　　由夏至日起，阴气开始从阳内部生起，静以合阳，使气开始下
降，形成姤卦（☴）。慢慢地阴气越来越多，至七月到达地面，形成
否卦（☷）。秋天开始，至十月阴气到达最盛，形成坤卦（☷☷）。由
夏至到十月为阴长阳消的过程，阴气越来越多，阳气越来越少。

　　在这种阴阳气的旋转中，万物化生，万物都随着这个气生长
收藏。

以此阴阳思维来看人体，人体内阴阳之气亦随四季之气而变化，春夏阳长阴消，秋冬阴长阳消。同样人体阴阳之气也随着一日之气而变化，夜半至日中阳长阴消，日中至夜半阴长阳消。人体在阳气的鼓动下产生生命活力，在阴气的静养下脏腑濡养。阳动鼓动血运行而化为气，阴静使气静合化为血，气血是阴阳气之化生。气血在人体周流不息，为脏腑与机体提供生气与滋养，人之生命全依赖此气血，故丹溪先生论人体之阴阳气多以气为阳，以血为阴。普遍生理而言，男子力气大，身体强硬，多动，气偏多；女子心思细，身体柔弱，多静，血偏多。

一元之气在人体分为阴阳——血与气，"气为血之帅，血为气之母"，气的活力需要血的滋养，同时血在气的推动下周流不息，方能源泉不竭。气在血之外主动，血在气之内主静，亦合于经典分阴阳的法则"阴在内，阳之守也，阳在外，阴之使也"。凡是单独出现气或气血并提，都是指一元之气；凡是气与血相对而提，则气为表层主动之气，血为深层主静养之血。

对阴阳的认识虽有两种不同观点，但每一种都是守住天性诚意地对事物之气的表达。之所以会产生这种阴阳的认识，是因为不同的天地观所造成的。朱丹溪的天地观为"宣夜说"。宣夜说的天地观是"盖天说"与"浑天说"的综合。宣夜说认为天是没有形体的无限虚空，在无尽的虚空中充满着一元之气，日月众星自然浮于虚空之中，依赖此气的作用而运转。我们居住的土地也是悬浮于大气之中，依靠大气举之，位于宇宙的中央。因为这种天地观将大地位于虚空的中央，在大地的底下有气，所以冬至开始气向外生发，至一月才能上升至地面；同样夏至开始气下降，至七月才能下降至地面。

其他两种天地观：盖天说认为天圆如车盖，地方如棋盘，以上下来论述天地，大地位于天地的最底部；浑天说认为天如鸡蛋壳，地如鸡蛋黄，以内外来论述天地，大地位于天地的最内部。这两种认识的共同特点是：地位于天地的最低端或内核处，天气下降至地就不再下降，而是转为地气上升，所以这种认识的阴阳是你来我往的"同长同消"关系。

"宣夜说"的不同在于：大地位于大气的中央，天气下降至地后还会继续向下，气也是由大地的下边开始升起，大地是气流通之中间，人居住在大地上，故以由下向上生的气为阳气，由上向下降的气为阴气，自然产生"阴阳消长"的阴阳观。

《内经》非一人一时之作，其中亦有以"宣夜说"来认识世界，此认识主要集中于"七篇大论"之中。"帝曰：地之为下否乎？岐伯曰：地为人之下，太虚之中者也。帝曰：凭乎？岐伯曰：大气举之也。燥以干之，暑以蒸之，风以动之，湿以润之，寒以坚之，火以温之。故风寒在下，燥热在上，湿气在中，火游行其间，寒暑六入，故令虚而生化也。故燥胜则地干，暑胜则地热，风胜则地动，湿胜则地泥，寒胜则地裂，火胜则地固矣。"需说明的是"大论"之阴阳既非阴阳同长同消，也非阴阳消长，它并不采用阴阳气数量的变化来分析阴阳，而是直接以阴阳所产生的象来类比，故曰："天地阴阳者，不以数推以象之谓也。"

阴阳有名无实，没有固定的实体，我们就不能设定一个固定唯一的阴阳观。朱丹溪的阴阳观虽有别于张仲景，也不是用六经来论治，但其阴阳观符合经典的思维，能够简单、真实、全面地描述出事物内部气的各种变化，以此阴阳观为基础深入学习就能够把握复杂的疾病变化。"阴阳者，数之可十，推之可百，数之可千，推之可万，万之大不可胜数，然其要一也"。站在不同的视角来观察事物内部气的变化规律，会有成百上千种阴阳的认识，只要我们找到那个切分点，找到那个"一"，就可以不迷惑了。

三、"阳常有余阴常不足"的真意

丹溪先生认为天广袤无际，地被天包裹其中，天广大地渺小，以此为由，言"阳有余而阴不足"。又以日月为喻，日常光明无缺，而月有盈有缺，以此为佐据，并引经典之言"年四十，而阴气自半也"，论古及今，以证明其论点：阳常有余，阴常不足，阴比阳重要。

从道理上而言，这些论述都难以建立"阳常有余，阴常不足"的推论，也不能推导出阴比阳重要的结论。且经中有言"阳气者，若天与日，失其所，则折寿而不彰，故天运当以日光明"，此段足以说明阳气的重要性。故以经典之论，若言阴气比阳气重要，似有悖经论。且《内经》中阴阳本不可分，更不会有"阳常有余，阴常不足"之论。

丹溪先生有此异于经典之论，是因为其阴阳的定义不同于经典。

丹溪先生以动静分阴阳，动静消长，故有阴阳孰常多孰常少的探索。动变为阳，静合为阴。人心本静，感物而动。动是因为我们感受到外物刺激，气便会随此刺激而动，身心随之而动。正常的动，应该依天性去感物，随物之性而动，其动与物和谐，动后又归静，如此动以养阳，静以养阴，阴阳互根相互生养，和谐而无病。

然而现世去圣久远，人人习性熏染过重，感物每依习性，其动亦随习性而起，气血妄动，本不当动而妄动，本当微动而大动，动不应机而乱动，如此种种皆过于动使心难安，其动伤物亦伤己。动后不能归静，不能反思，反而动上加动，驰骋其中，以妄为常，逆于生乐，无有休止。如此阳妄动而伤身，阴不能静以滋养，故丹溪先生言"阳常有余，阴常不足"。

古代圣人的教育只是叫人收心明心，在日常生活中去除妄动之

经典视角下的明医解读——朱丹溪

习性，理学家形容这些妄动之习性如藤蔓缠绕，使心不得真正洒脱自由。此需得事上下功夫，非空谈之哲理。"喜怒哀乐之未发，谓之中，发而皆中节，谓之和"，此致中和的教育为一切之本。内心依于天性中正而不妄动，外行自然合于礼，有所行动则皆中节，而使内外皆和谐。若心妄动不安，不能放任其妄动，此心越放任越妄动难安；亦不能压抑，压抑则天性亦随之受压制。古之儒生先以礼去习性之缠绕，如此则去"一副当"，去习性之私心则自然回归天性，妄动自止。古之所谓克己复礼，此礼非为统治者束缚人民之用，而是古代儒生以礼来约束自己乱动之心与妄动之行，为儒生收心明心之用。

金元时期的人们阳气妄动甚于古人，现代人阳气妄动又更甚于金元。古代太平盛世之时，人们耕织不甚劳心，耕织之余亦有闲暇时间休养。追求圣贤之道的读书人，半日读书半日静坐。可谓"志闲而少欲，心安而不惧，形劳而不倦""外不劳形于事，内无思想之患，以恬愉为务，以自得为功"。现在的人，心无少许安宁之时，各种诱惑扰动其心，从事着高强度紧张的工作，闲时被各种游戏、泡沫剧、资讯牵动其心，如此年过四十则身材走形，体力衰退，疾病蜂起。

丹溪先生所言阳有余，是说人们习惯以私心习性胡思乱想，心过于躁动，其行为亦是依自己妄想而行，不合于自然规律，如此则失于天地之滋养，而百病由之而起，即阴不足。此阴不足与后人所理解的阴虚火旺不是一回事，不适合用滋阴药来治疗。

不知从何时起，一谈朱丹溪便有了滋阴派这个标签，此阴非彼阴，莫张冠李戴，敬请读者深思明辨。

四、朱丹溪对五行与五脏的认识

朱丹溪对五行的认识是源于理学家的思想。

理学家认为："阳变阴合，而生水火木金土。五气顺布，四时行焉。"（《太极图说》）五行是在阳变动与阴静合的过程中形成，为阴阳变动的五个时段。

阴静合至重处，阳欲动之时，为水，其性沉静而欲动，地支以应亥、子，应四时为冬，应方位为北；

阳动而生出于地面，为木，其性生发，地支以应寅、卯，应四时为春，应方位为东；

阳动至巅，阴欲静合之时，为火，其性变动而欲静，地支以应巳、午，应四时为夏，应方位为南；

阴静合使气下降至地面，为金，其性收藏，地支以应申、酉，应四时为秋，应方位为西；

气处于木火金水转化时，为土，其性承载运化，地支以应辰、戌、丑、未，应方位为中央。此土非主长夏，而是寄于四季之末，以主四季流转。

阴与阳为太极所转化，五行为阴阳流转所化，阴阳分而为五行，五行合而为阴阳，阴阳再合则为太极。

一元之气时间上化为四季，方位上化为五方，时空产生，在时空之内出现万物。

一元之气化生万物，亦长养万物，其气在时空万物间流转，化为五气风暑湿燥寒。

一元之气流转至春或东方则为风气；至夏或南方为暑气；至秋或西方为燥气；至冬或北方为寒气；寄于四季之末或中央为湿气。

五行之气在人体则化为五脏，一元之气游行五脏亦会产生五气，气至肝则有生发之木气；至心则有炎热之火气；至肺则有肃降之金气；至肾则有闭藏之水气，至脾则有运化之土气。

一元之气在五脏之间周流不息，在人体表现为气血在人体脏腑经络中自然流转，人体自然健康无病。若不能自然流转则百病生，其病源有二：一是一元之气病，一元之气本当清净能够滋养万物，因于外感六淫、内伤七情、饮食劳倦等因素，使得此气不再清净，则害万物而为邪气，其气可归类为寒、火、风、湿四种特性。二是脏腑受伤，脏腑在不平和的气的作用下，不能产生正常的五气，而出现病变。

◇ 热、火：君火为热（实火）与相火为火（虚火）

一元之气过于亢奋，则表现为火气，燥气亦属此气。

火气有二，君火与相火：

君火为真实之火，其表现为热，为实火，此火不治会在五脏相传；

相火为无根之火，其表现为烦躁，为虚火，此火不治烦躁之气会生痰、生瘀。

君火就相当于具有热性的火把，相火就相当于人心不安之欲火。君火会表现出明显的热象，故"君火以明"；相火没有热象可显，病变表现为守住某一部位烦躁不安，故"相火以位"。

君火为热（诸……皆属于"热"），临床中的症状表现要点是："诸胀腹大""诸病有声，鼓之如鼓""诸转反戾，水液浑浊""诸呕吐酸，暴注下迫"，以上皆是君火之病，这些表现反映了气如火般在内里翻腾。

相火为火（诸……皆属于"火"），临床中的症状表现要点是："诸热瞀瘛""诸禁鼓栗，如丧神守""诸逆冲上""诸躁狂越""诸病胕肿，疼酸惊骇"，以上皆是相火之病，这些表现反映了气烦躁胡乱攻冲。

君火之治，可因势利导，或清或散；

相火之治，需以培补正气为基础，并祛邪以安抚，不可清火。相火为病临床极为常见，为元气之贼，若不节欲收心，相火妄动，则病难医。

◇ 寒

一元之气过于凝滞，则表现为寒气，呈收引之象，临床中的症状表现要点是"诸病水液，澄澈清冷"。

丹溪先生在寒的辨证中亦借鉴刘完素在病机十九条上发展而来的内容，"诸坚痞，腹满急痛，吐腥秽"。

天地之气于自然中流转，水与火为气之两极，水之气最沉静，火之气最变动，故"水火者，阴阳之征兆也"。

气在人体内流转，寒与火为气之两极，火气冲上，寒气沉静，火为气之外散躁动状态，寒为气之收敛宁静状态，明气之寒热为丹溪先生辨证之重点。

◇ 湿、风

一元之气处于黏腻状态，则表现为痰湿，呈壅滞之象，临床中的症状表现要点是"诸痉项强"。

一元之气处于不得舒展的郁滞状态，气表现为风气，呈郁怒之象，临床中的症状表现要点为"诸暴强直"。

湿与风皆是气郁闭所致，湿为气之黏腻壅滞，风为气多动不得发之郁滞。

◇ 五脏、上下

以上为气之病，可单独致病，亦可留于脏腑，影响脏腑气机而致五脏病。

留于肝则"诸风掉眩"，留于心则"诸痛痒疮"，留于脾则"诸湿肿满"，留于肺则"诸气膹郁"，留于肾则"诸寒收引"。一脏得病不治会影响另一个与该脏有关联的脏器功能，久之便会传变。

气病除影响五脏，亦有可能气厥于上引起"诸痿喘呕"；或气厥于下引起"诸厥固泄"。

此病机十九条，为朱丹溪临床问症的法则，为问诊辨气机所在之关键，是从刘完素继承而来，详见于《素问玄机原病式》。此十九条为中医辨证的法宝，病人之症虽千变万化，但都是气的异常变化所作，也都不出此十九条纲领。

对于病机十九条的学习，需要遵循格物的原则，否则就不能在临床中灵活应用。我们需要静下心来一个一个去体会，在头脑安静的状态下体会当人体的气处于兴奋亢盛状态，体会这种状态的人每一个细节的表现，体会是否会出现病机十九条中火与热的表现。同时，亦需体会病机中火与热的条文，根据这个条文所表达的症状表现，体会在这种表现下人体内的气会处于怎样的状态。如此逐条逐病机的体会，直到心领神会。

在临床中，不能让病人对症状的描述引起我们头脑的混乱，我们要格物去体会病人的描述，就很容易从病人复杂的症状描述中找到病机的纲领，就能明白病人气的状态。

◇ 丹溪五脏与《内经》五脏对比

1. 对五脏的定义不同

丹溪先生对五脏的认识是五脏有体有用，有五脏的实体。一元之气至五脏以化五气则有五脏之用，非中和之气滞留于五脏则有五脏之病。此认识不同于《内经》。

在《内经》里，五脏是气的五种状态，五脏病也是一种病象，五脏病并非实体的脏腑病，而是人整体呈现的偏离中和的象。举例而言，《内经》把春天气的象定为木气，人得病会呈现一个偏离中和的象，只要这个象与春气之象一致，我们就称此病为肝病，此肝病不是脏器的肝得病，而是与春气之象相应的病。

可以说丹溪先生对五脏的认识源于经典，但是和经典有差异。

2. 对五脏的脉诊不同

因为对五脏的基本定义不同，所表达的内涵不同，丹溪先生与《内经》对五脏病的脉诊亦不同。

在《内经》里没有寸关尺三部与脏腑相对应的记载，寸关尺只代表人体的部位。《内经》是通过整体脉气所呈现的象，来判断人体整体气的偏离状况，以此来定是哪一脏病。如《内经》对肝病的脉象是这样描述的："春脉者，肝也，东方木也，万物之所以始生也，故其气来软弱，轻虚而滑，端直以长，故曰弦，反此者病。""其气来实而强，此谓太过，病在外；其气来不实而微，此谓不及，病在中。"

丹溪先生的脉诊是：整体之脉显现的是整体气的状态，如果一元之气正常，整体之脉就会呈从容和缓之象；如果此气异常，整体之脉亦会随之呈异常的脉象。左右手寸关尺六部脉以候五脏的脏气，左手寸关尺分别候心肝肾，右手寸关尺分别候肺脾命门。如果有一部脉独大，气在该脏郁滞为该脏病。如一个病人左关脉独大，说明病人为肝病。如果整体脉呈紧象，此时独大的左关脉亦会呈紧象，就是肝寒病。

3. 对脏腑功能认识不同

丹溪先生对脏腑的基本认识，不同于现在《中医基础理论》教材中脏腑功能认识，也不同于《内经》的藏象学认识。其对脏腑的认识受钱乙、刘完素、李东垣等的影响，再加之宋理学家的天人世界观，结合了他自己理解的《内经》相关语句而成。

如果说阴阳是有名无实，中医的脏腑认识亦是有名无实，都是在描述气，视角不同其描述也就千差万别。所以我们不能以一个为标准来评判另一个的对错，而是应先明白经典所言天地与人体之气。

经典所言之气简单、真实、全面。再看看朱丹溪描述的气是否也是简单、真实、全面，并且看主体思想是否合于经典，这并不容易。

后世医家真正能做到简单、真实、全面且主体思想合于经典的并不多，朱丹溪做到了，是真正的明医，所以值得我们深入学习。

丹溪先生诊疗疾病的切入点与仲景不同，并非采取《伤寒论》的外邪入侵的六经传变为切入点，而是以五行取象为纪。若因丹溪先生未谈及外感的论治便说丹溪先生只善治杂病是不准确的。丹溪先生以五行的思维统摄了一切内伤与外感，故五行的病证不局限于病种，就如同仲景的六经辨证亦不局限于伤寒一样。

五、朱丹溪的治病思路

《道德经》开篇便言："常（恒）无，欲以观其妙；常（恒）有，欲以观其徼。"

我们在诊断病人时，要放下所有的知识与信念，以自然之天性，观察不同病人所展示出的内里之气的微妙变化。我们越是放下脑中的知识与信念，越是能够让大脑安静下来，则自己之气越放松，头脑越清亮，心思越细腻。如此不离于正心，以诚意去望色、诊脉、问证，则此诊断是真实、公正、细腻的，如此自会知道病人内里气的真实状况，此为"常无，欲以观其妙"。

学习中国文化之人，不能恒守空静之无为，而不知有为之法，只有以无为基础的有为，才能获得更大的快乐，也才能够真正地让自己静下来。医生处于"常无"之中，看清楚病人真实病痛的根源为快乐的，而更大的快乐是"常有"，以治好病人的疾病，让病人远离痛苦。医生的治疗需要心恒守住自然的天性，给出一个有偏性的治疗方法，以引导人体之气尽可能地回归平和，并以正心诚意去观察病人的反应，如此则有无穷尽的乐趣，此为"常有，欲以观其徼"。

如果我们的诊断是建立在天性的观察中，所诊断的是病人气的状况，那么只要保持放松，我们的治疗也必然源自天性。治疗欲保持天性，首先摆脱固化的某药治某证、某方治某证、乃至某法治某证，这些都是别人的经验。以固定之经验对治多变的病人，无异于刻舟求剑。我们需要诚意地知道病人的病机所在，诚意地体会怎样治疗以拨动这个病机，让病人往好的方向发展。这治疗方法应充分考虑到往哪个方向引导，如何引导，用多大的力量引导，引导作用的深浅，怎样照顾整体，等等。在这个方法下选择方药，酌情调理方药中的君臣关系，以使药物相互配合，引导人体的气向更趋于平和的方向发展。

用习性来开方，每个方子都可以说得头头是道：这些药有此治疗之功，那些药有彼治疗之用，以自己的意愿为各个药附上各种解释，这多是想当然的事，经不起推敲。如很多人说处方中某寒药清上热，某热药温下寒。如果只是以个人的意愿去配伍，而不是去体会药物是否真能引导人体的气如此行走，怎能保证服用后不会引发寒药使下更寒、热药使上更热？"常有，欲以观其徼"，此"有"一旦离开了天性，行为便或者陷入经验，或者陷入猜想，而给自己和他人造成混乱。

用天性来开方，首先要放下紧张的情绪，让自己的精神轻触而不抓扶地体会病人之气的状态。不知道如何处方很大的原因，在于体会病人之气不够清晰细腻。接下来同样以精神轻触而不抓扶的状态选择方子，可以是已知的成方，也可以是以一定的法则自己组合的，并放松下来体会方子是否合适，不合适就继续放松地选方子，合适就在细节上做精细的调整。在选用成方时，不是因为这个方的功效，而是真实地知道这个方的偏性，故而知其能治病人当下的病。在具体选择药物时，不是以意想某药治某病，而是根据病人当下的气血状态，真实地体会到：当以某药引导人体气血如何变化，以治哪一处之偏，或再以某药佐之以助其力，或再以某药佐之以安未受邪之所，或再以某药佐之以缓某药之性。一切皆是真实细腻的诚意体会，所以选择某方或某药都需要对该方与该药有格物致知的体会。

下面从丹溪先生所著之《局方发挥》中引一段文字以明其立方思路。

"古人以神圣工巧言医。又曰，医者意也，以其传受虽的，造诣虽深，临机应变，如对敌之将，操舟之工，自非尽君子随时取中之妙，宁无愧于医乎？今乃集前人已效之方，应今人无限之病，何异刻舟求剑，按图索骥，冀其偶然中也，难矣。

"医之视病问证，已得病之情矣。然病者一身血气有浅深，体段有上下，脏腑有内外，时月有久近，形志有苦乐，肌肤有厚薄，能毒有可否，标本有先后。年有老弱，治有五方，令有四时；某药治某病，某经用某药，孰为正治反治，孰为君臣佐使，合是数者，计较分毫，议方治疗，贵乎适中。"

六、朱丹溪的处方特点

◇ 上善若水

一张中医处方，承载的是医生的学识、思维方式、心性状况等。如果一个人处于天性之中，其外在表现必然是温良恭俭让，内在气的状态必然是上善若水，其处方亦蕴涵着上善若水之气。

性情急躁之人处方亦能彰显急躁之气，处方刚猛，或一堆补药，或一堆攻药，所选之药力量峻猛，剂量亦重；性情胆怯之人处方亦彰显胆怯之气，处方面面俱到几近于平，多选择无关痛痒之药，不求有功但求无过。上善若水之人的处方，是以仁慈之心，感受到病人的疾苦，看清楚气的偏差，处方既不是为了征战，也不是和稀泥，而是如同慈母循循善诱，以各种巧妙之法引导病人之气趋于平和。

对于普通实证病人，邪气微亢盛，治疗以消散引导之法为主。若邪实过甚欲攻者，要先分清正邪之所在，顺势而攻之，攻之无过其度。攻邪不能胡乱砍杀，不宜以一堆猛药乱攻，以砍杀之法若不明邪气所在，其为祸甚大，若偶中其邪，易损伤正气，邪去不尽反生他病。

丹溪先生善用攻法，其攻法之中充满上善若水的柔和，其攻邪是针对拥堵之处选几味准确之药，顺应人体微微用力使之畅通。其攻法非强力猛攻，而是顺势导之，微少之药于人体产生强力祛邪之效。攻邪之诀窍不在选猛药，而是借人体正气之势，顺之四两可拨千斤。以吐法为例，丹溪先生每遇上焦痰蒙较重，喜因势利导采用吐法，其吐法非以猛药刺激使吐，而是根据痰的性质与人体之气，选几味药，服后让病人以指探喉中，便可吐出痰涎，吐后则安，甚是轻巧。

对于正虚病人，补之当顺应人体之气，微微补之并导以正途，以使气自生，非重剂甘腻之品能使人实。水善利万物，补法亦当如水般柔和，呵护气血引以归正。若过用黏腻之剂，使气黏滞，脾胃不得运化，气无以生而更虚；或过用温燥之剂，使相火妄动，耗伤元气而更虚。不明人体之理，越补越虚。补益之诀窍不在选名贵之品，亦非多多益善，而贵顺应气血流通使气自生。

丹溪先生补法多用四君、四物加减，以柔和之法以使气长生，并嘱病人远色食淡。

经言欲"理血气而调诸逆顺，察阴阳而兼诸方"，非"手巧而心审谛者"不能为之。气躁之医每以为加大药剂，用猛药祛邪快，补虚速，殊不知柔弱之躯怎耐猛药，如此逞一时之快，造成长久之伤，强壮者可恢复，体弱者病必难治矣。欲为医，秉上善若水之气，自会顺应人体之气，以柔和之药顺而调之，如此则起效快，且可持久并向良性发展。

◇ 方法多样，无固定之方

武侠小说形容武林高手的最高境界为无招胜有招。观丹溪先生医案，其处方可谓"无方胜有方"。此非虚言，亦非为追求境界而故意为之，丹溪先生即是真实地如此处方。他的大部分的处方都是几味常见药，乃信手拈来，亦有在古代名方中选几味药，再根据病人的状况增入几味药。汤剂每方少则一两味药，多亦不过八九味药，每味药剂量平均一二钱，少则几分，多亦不过半两。所选之药皆是常备药或普通食物，无奇特难寻之药，亦无特殊的炮制方法。其被时人称之"朱一帖"，可知其方多一剂起效，其医疗技术与医学境界之高让人难以望其项背。

只要我们是以习性开方，就相当于以一套公式来开方，无论公式多么复杂，都是从有限中选方，都可以找到规律。观丹溪先生之论，就是要求医生打破所有已定之公式，依病人之变化而开方，为天性状态下从无限中选方，故其方无固定之方，无规律可循。其弟子之中不乏有将丹溪先生之思维固化者，以固化之思维为宝，然实已离先生之教远矣。

丹溪先生之方虽不固定，但其治疗之法甚是清晰，所用药物无论多少皆合于法。所谓法，即是根据病人的整体状况，辨寒热虚实之纲，再依病人具体气机之偏倾，立一个法以能够诱导人体之气归于中正。此法有明确的大方向，亦有精细的小细节。法有规律，因人不同而有千变万化之方，所化之方无规律可循。很多人读丹溪先生的医案，经常感慨读不懂他的处方，就是因为他在用天性处方，这种处方用习性是难以解释的，只有放松下来回归天性，才会发现他处方之美。

处方若无细腻清晰之法，则方药如同散沙，无治病之功；用药若拘于固定之方，则难以应万变之病，治疗僵化难以有无尽神奇之妙用。非但丹溪先生处方如此，古之明医皆如此，观清代明医叶天士之医案，处方可谓万变，而每病之治法清晰明了。读古人医案不重学方而重明法，法明则方自会灵活运用，医之处方为活人方，不可用死方治活人。

◇ 处方重视胃气

丹溪先生所言之胃气，就是气处于从容和缓的状态，气在这个状态下机体生气充足，有邪气可以从容应对，正气虚弱亦可以快速地恢复。在治疗的过程中始终关注着胃气的情况，胃气充足，则实证可峻攻，虚证可峻补；如果胃气差，则无论攻补都以养胃气为先，不可妄攻乱补，损伤胃气则机体难以恢复。药物作用于人体，非药物有独特的功效能够治疗某种病变，而是药物引导人体之气血祛除病邪，因此处方之前要充分考虑到病人气血的状况。这就如同居家生活，需根据家庭的经济状况来判断如何解决现实问题。

不伤胃气非不用攻伐，而是精准应用攻伐，丹溪先生攻邪，务求精准，方能不伤胃气。经言："有故无殒，亦无殒也。"即是言攻邪之药，若有病，药对病证，则病受之，不伤胃气。若不针对病邪所在与邪气的性质用药，或病邪轻而用药重，则胃气会受伤。故丹溪先生攻邪，根据病邪的深浅、邪气的性质、病邪的部位等因素，仅准确地选择几味攻邪药。若胃气充足，邪气亢盛，不用峻猛之药速速祛邪，导致病情长久拖延反而耗伤胃气，且攻邪务求精准，不可伤及未受邪部位。对于胃气差而又要攻之的病人，因势利导地选择几味轻轻之品，就可有非常强的祛邪效果，且不损伤胃气。凡祛邪，邪去则不可再服，过服亦伤胃气。

用补药扶正，如果胃气充盛，扶正容易，只需顺应人体稍微一补自然充实。如果胃气虚弱，稍微一温补就容易相火妄动，稍微一滋腻就容易生痰湿，故不能着急，此时治病不能有急功近利之心，当重视守。丹溪先生常根据病人状况，明确调理的方向，守住一个柔和的方剂，长时间调理，慢慢调养胃气，其病自安。丹溪先生调理虚劳重症，常需调理几个月。

我刚开始临床时，独尊经方，对很多疑难重症常有一剂知数剂已之疗效，每看丹溪先生以柔和之药长期调理而不解，常讥讽后世医家过于谨慎，以为后世不识仲景之法。临证日久，慕名而来的病人日渐增多，久治不愈且胃气虚弱的病人越来越多。很多病人依从性非常好，对我非常信任，可是我用遍诸法只能有效，但病人的健康状况却没有根本的改变。我对此苦恼很久，慢慢在失败中才发现守方养胃气之法，后来治疗很多病才慢慢有了思路。

此守方之法不是不管病人反应如何，只管让病人守方，而是要每一段时间都看一下病人的脉象变化情况，以及病人的服药反应情况，随时调整处方。且虽然治愈需要很长时间，病人身体开始恢复却在几剂药之内有反应，只要处方对证，病人身体会慢慢变好直至恢复健康。如果病人服用一段时间药，没有任何反应，脉象也没有变化，说明治疗并不对证，不能盲目守方，若继续守方对人体亦有害。

治疗时损伤胃气有时很容易，而恢复胃气却很难，为医不可不慎。

七、朱丹溪对本草的认识思路

理、法、方、药是中医的四个组成部分：理即天地运行之理，非哲学的假说与推演；法即顺应天地之气运行规律的调整方法，法是建立在规律之上，不能有任意妄为的乱动；方即是依法而立的药物组合，不依法则任意搭配的药物不能称之为方；药即是天地间有偏性的本草，其旨在于以偏纠偏，非经验用药。

如果说理、法、方是看清问题提出解决方案，那么药就是这个方案的具体执行者。因此对药物体认的正确与否，是整个治疗过程中非常关键的环节。对药物体认的微小差错，就可能导致整个过程功亏一篑。

对本草的认识，首先也要摆脱习性的认识，摆脱大脑对本草赋予个人的想象。以天性来认识本草，以格物致知的方法，精神轻触而不抓扶地去观察，此时只是放松地观察，既不紧张，也不走神，本草自会带给我们一种感觉，这感觉基于药物真实的四气五味偏性与上中下三品的品性等。所以我们正心诚意所体会到的是药物的偏性，并能进一步地体会到这个药物如何引导人体的气血，而非药物的功效与主治。对每一味有可能在临床中用到的中药，都要建立自己格物的体会，这是临床必备的基本功。而且每一味药都要反复地体会，以求真实且越来越细腻地知道药物的偏性。

所有建立在天性基础上对本草的认识都是真实准确的，不会存在认识上的差异。若有记载上的差异，则是由于切入点不同，对药物内在气的表述方式不同。

丹溪先生对本草的表述方法不同于《神农本草经》，但是其对药物的认识是真实准确的，这基于他格物致知地观察本草与大量的临床验证。丹溪先生关于本草的著作仅有《本草衍义补遗》一卷，该书原题为"金华朱彦修撰，新安方广增补"，可知该卷书非尽是丹溪先生所著。书由两部分组成，前半部分"凡一百五十三种"，后半部分"新增补药四十三种"，前后对药物的描述风格不一致，可知前半部分为丹溪先生（字彦修）所作，后半部分为方广增补。通过该书前半部分可初探丹溪先生认识本草的思维，并以此思维展开认识天地间的一切本草。

丹溪先生对本草的描述，首先描述的是本草的属性，该属性常用五行表达。五行各有其所指：药物具有躁动之性，属火；药物具有沉静之性，属水；药物具有舒达郁滞之性，属木；药物具有使气下降之性，属金；药物具有使气缓慢运化之性，属土。其对本草的描述是在总的大属性分类中描述更细小属性：总属性代表药物的大方向，更细一步的小属性代表药物在这个大方向里的小差异。

在描述清楚大方向后，丹溪先生再以短短数语，将药物的形象描述得非常清晰。丹溪先生描述药物并不像理科生思维那么严密符合逻辑，他的描述以达意为目的，只要描述清楚便可。古人追求得意忘言，讲述者要能真实地表达出内心的感觉，读者要能够真实地领会到讲述者的心，这要求讲述者与阅读者都静心。所以我们阅读丹溪先生的本草著作，要静下心来，舍弃自己惯用的描述切入点，去体会丹溪先生心意，就会发现其对本草的认识与《神农本草经》基本一致。

中医对药物的认识思维是取象比类，此思维的关键是以诚意为前提。真正的取象比类是在正心的状况下，观察药物的象带给我们的感觉。此感觉不是药物外在形象所带来的，而是外在形象所反映的"内里之气"带给我们的感觉，此感觉是真实客观的，且不怕反复验证，越验证越真实细腻。

人血馒头治疗肺痨咳血，打破的鼓皮治疗鼓胀肿大，这些都是错误的取象思维，取的是事物的表象。其他如长得像什么就补什么，什么颜色就补什么，这些针对表象的取象都是错误的，不是诚意的心中感觉。还有些医家对本草的认识建立在玄之又玄的推理之上，脱离正心，不是真实的体会，给本草加入太多不属于本草的功用，使得对本草的认识混乱。所以对本草的认识应以正心诚意为前提，格物致知为功夫。

第五章

丹溪论病举例

丹溪先生治病没有针对固定
病的治疗方法，而是无论任何病
都以守住人的气血状况而定。

一、朱丹溪论病

《庄子》中记载了合于道的庖丁解牛，所见者非坚硬之牛。此牛虽外表坚硬，静下心来看其内部，坚硬的肌肉筋骨之间有缝隙纵横其间，此缝隙便是牛之纹理。只要以轻薄之刀顺着纹理而行，可以自然轻松将坚硬的牛肢解。静下心来真实地看到"理"，顺应这个理，便是得道的厨师所行。

医生治病亦是如此，任何病变的内部充满着以一定纹理运行的气血，有病者皆是气血不和。良医治病，应静下心来看疾病外在表象所反映的内部气血状况，用药气味之偏以轻柔之力，顺应人体气血之理，引导人体气血恢复中正平和。

良厨目无全牛，即不被牛的坚硬外表迷惑；良医亦当如此，所见非病，而是气血之偏倾。古今明医无不如此！若以为某病当用某方治疗，或一个病之中设立几个方子以应对，此皆是针对外在表象之病而设立的治法，会有一定的疗效，但是难以应对疾病的复杂变化。医者只要心静下来，如庖丁般"神遇而不以目视，官知止而神欲行"，即眼睛不再紧张地盯着病人的外在表现，而是放松下来，让神通过眼睛及其他感官去体会病人内在气的变化，此为知本。其治亦是以不变之心，驾驭可以万变之方药，以应万变之病。医者只要转变一下，就会发现一个更加真实的人体，一切就变得简单清晰明了。

丹溪先生治病亦是如此，没有针对固定病的治疗方法，而是无论任何病都以守住人的气血状况而定。"上守神者，守人之血气有余不足可补泻也。"明丹溪先生随机应变之法，此为学习之核心。丹溪先生谈病，并非谈论具体病可以用某方治疗，而是以正心对病证具体表现格物，明其所反应的气血状况，此理明则治疗之理自明。

因当时之医对某些病症存在认识的误区，故丹溪先生谆谆教诲，引导医生看清疾病真相，改变习惯的治疗思维。如当时医生治女科不孕之证，便用温下焦之法治疗，却不审此证之病机中，多见阴血不足而不能摄精成子，此阴血不足之证若遇火热之药，其血更虚，甚者"血气沸腾，祸不旋踵矣"。当时医生治妊娠压迫小便不通之转胞病，多以滑利疏导药通之，鲜有应效。丹溪先生格物思之，此为胎之坠下使小便不通，故当治其下坠之因，下坠之因除而小便自利。

大道相通，仲景与丹溪都是明医。仲景以伤寒为例，详解其临证六经之纲，后人学其纲明其法用其方，可应变于各科疾病。

我们接下来以格物之法，跟随丹溪先生探寻几个常见病的真相，以此为示范以应万变之临床。

二、朱丹溪治疗痈疽

痈疽之证表现为肉腐化脓，发于外之身体肌肉则为疔疮痈肿，发于内里则为肠痈、肺痈，肠痈则下痢赤白脓血，肺痈则咳吐脓痰腥臭。此痈疽之证，医生皆以为热灼之害，喜以清热解毒之药治之，或效或不效，不知以格物视其内里气血之状况而治之。

或有人言经典所云"诸痛痒疮，皆属于心"，心属火为热，为何还需辨证，只需清热便可。经典之言，在于引导人们看清疾病的真相，此病机之言是看清真相的关键，然而不能错误地理解经典，并迷信之。无视真相，言所有疮之病机皆是热，则为误解经典，且并不符合临床实际。

对于此段经文各家有许多不同的注解，丹溪先生受刘完素影响，亦认为所有痈疽病机为火，只是此火有真火与相火之别。真火为热，就是真实之热灼伤血脉，血气洋溢腐而为疮；相火为虚火，即是妄动之气血，为因寒或痰阻于外，致内里之气躁动，即相火妄动，痰火相煽，腐肉为疮。真火之痈疽可清热；相火为虚火治当益气，若清火则伤气，其火更甚。

于临床中区分相火与真火为治痈疽之重点，若治疗反则病益甚。

格物思之，真火为热翻腾血脉而为疮，是热长久不除入于阴血，热聚于血中耗液伤津，致血少且热，不能濡养肌肉，而至良肉腐而为疮。此疮为火之甚，为由热发展而来，故在疮发起之前多先有或热、或痛、或痒，渐至疮出，其疮出亦伴随或热、或痛、或痒。此疮为内里血热之表现，其疮会清晰地展示出这个象，会表现出红肿且内里有一个根盘，此热由里而发，其根在里，按压根盘处会有疼痛，疮聚集于根盘周围。

相火为虚火躁动，因郁而化火，痰湿蒙蔽，气血瘀滞不得散，久之正气衰少，相火妄动。此火与元气不两立，一胜则一负，相火愈盛则气血愈虚而痰郁越重，至肉被火蕴而为疮，如杂草堆积而腐烂。此疮为郁而化火，故在疮发起之前多先有或麻、或木、或不仁，渐之有疮，其疮出亦伴随或麻、或木、或不仁。此疮之病机是因为外有郁，内有虚火，故会表现出根盘不深，且多弥漫，下按不甚疼痛。

脉象上，真火之疮会有明显的热象，即脉沉，初起实证时脉多不躁动，日久气血虚弱脉亦会数；相火之疮只有躁动，脉浮弱，大多有明显的弦象，若长久不治脉会非常细弱。

痈疽治疗无一定之法，只有一些需要了解的纲领。很多明家治疗此病都是首先分清阳证与阴证，阳证即真热，阴证即相火。阳证可由外往里清火以熄灭火热之气，阴证需由内而外托以平息躁动之相火，此其大纲。

◇ 真热之证视其虚实

真热之证要进一步视其虚实。

实证可清热，虚证则需养气血为主、清热为辅。清热不可太过，过用则阻碍脾胃运化，亦须根据病之表里与部位选药，不能乱用苦寒之药，清热之药选择不准确，亦会耗损气血。养气血亦不能乱补、过补，补不恰当或过补则易反增火气。

还需再精细地审查此热疮是否造成了郁滞，如果有郁滞，痈疽之根盘会非常坚硬，脉会有明显的弦象，治疗需根据郁滞的位置与性质，或祛湿化痰，或散结软坚，或活血通络。

◇ 相火之证以虚为主

相火之证以虚为主，亦要辨其气血状态。

以气虚为主，其脉浮芤，疮位置表浅，需益气以托痈疽。并根据邪气性质佐以或散寒，或疏风，或祛湿化痰，以助邪外透。服药后，若痈脓少则化于无形而愈，多则溃破排除痈脓而愈。

以血虚为主，其脉微细，其疮较深，需养血以托痈疽。并根据邪气性质佐以或行血，或疏郁，或祛湿化痰。若痈脓较少则化，多则由里向外透，透至气分则需以气虚之法治之。此内托之法最忌针对症状而加入苦寒清热药，并非绝对不能用苦寒药，而是要辨病机去应用，确实需要辛开苦降化痰则可加入，或有虚热过多亦可稍佐清虚热之药。若仅视其有表面热之症状便用苦寒，阻碍内托之力，反而使气血欲解又解之不得力，消耗气血，而使病情加重。

真火误治后导致气血虚弱而躁动，亦会产生相火，久之亦可能转化为相火之证；相火误治后气血壅滞过热，亦会产生真火，久之亦可能转化为真火之证。

痈疽无论真火、相火，偏于实或微虚之证可外用药或切开排脓，最好能够在外治的同时配合内服药，以去除痈疽之因；若气血过虚，则外用药多难取效，因外用药亦是由外引导人体气血修复机体，而气血虚虽引之亦无力修复。更需谨慎地选择切开排脓之法，气血过虚伤口本就不易愈合，切开后更伤气血，气血愈躁更易再生痈脓。

下面继续细腻地格物以思痈疽之证，痈疽所发部位亦有一定意义。

发于体表的痈疽有两个诱因：一是因外伤引起，如金疮或褥疮等，所发的部位无太大意义；另一种是内伤因气血不和引起，所发的体表部位就有一定的意义了。

同气相求，燃烧的火会扑向易燃的干草，因此通过痈疽所发的经络可作为判断内里气血状态的一个佐证。

三阳经之中，阳明经多气多血，该经气血的常态为火气燔动，故真热之痈疽多易发于此经；太阳经多血少气，该经气血的常态为气不易推动血而有郁，故外之风寒多易侵袭此经，同样相火之痈疽也多易发于此经；少阳经为三阳经中气血最少之经，且气多血少，该经气血常态多为气血虚而躁动，故虚甚之疮多发于此经。

三阴经与内里之肠痈、肺痈，为长久失治、误治入里之证，故不分真热还是相火皆能发于阴经。

六经之中少阳经与厥阴经气血最少，且皮肤娇嫩，故其有痈疽，多为气血之极虚所发，而这两经气血少，气血生肌愈疮能力弱，此两经长痈疽务必谨慎，根盘浅急治勿使深入，根盘深则难治。

痈疽的治疗无一定之法，亦无一定之方，全在根据病人当下的状态应机变化。医之所贵的非病人自言有疮，便处以某中药方或消炎药，此法仅可以治轻证，不可以应病之变。医之所贵在审查病人气血之偏倾，非静心明眼之人不能识，识证准确，知机所在，顺应规律调整人体气血，方能得到病人认可。

关于"诸痛痒疮，皆属于心"，许多人有不同的见解，我个人于临床验之认为其所论颇为准确，在此仅谈论我个人格物的体会。

病机十九条所属病机分为两类，一类归属五脏，一类归属六气，即五运与六气。六气为天气，代表气的性质；五运为地气，代表所在的部位。

"诸痛痒疮，皆属于心"，即凡是以痛、痒、疮为主之病机部位在心，说明正邪在此相战不解，内之脏腑应心与小肠，外之组织应血脉。以痛为例，临床中有病人主诉某个部位疼痛，细问其疼痛的感受，若是明显的疼痛，就说明病在血脉或心、小肠，若因胀甚、木甚、冷甚等而痛则非以痛为主，则非心病。痒、疮亦然。

此时摸脉，必如《内经》所记载的心脉。"夫平心脉来，累累如连珠，如循琅玕，曰心平，夏以胃气为本。病心脉来，喘喘连属，其中微曲，曰心病。死心脉来，前曲后居，如操带钩，曰心死。"这段经文对脉管形状的形象描述，非常贴切，在临床如能静心摸脉常能清晰感受到，而且非常真实。有时左寸脉亦会有明显的独异于其他脉的感觉。如此脉证合一，便可以确定为心病。

三、朱丹溪治疗鼓胀

鼓胀是腹部胀大如鼓的一类病证，传统分为气臌、水臌、血臌、虫臌等。

丹溪先生于《格致余论》中所论之鼓胀，是指水停于腹中之鼓胀，为中医"风、痨、鼓、膈"四大顽症之一。此证大约相当于西医的肝硬化腹水或肿瘤压迫腹水，为极重之证，于此证格物致知，则可知一切重症治疗之理法。

治疗鼓胀后世喜用逐水之方，如十枣汤、禹功散、舟车丸、疏凿饮子等，但见方名便知峻下逐水之力甚强，用之以图一时之快。

格物思之，此水非一时有，为积劳日久之证，且凡鼓胀之人，面色必然晦暗无光，甚者形体消瘦，断无实证可攻之理。再看鼓胀者腹部，若为正邪剧烈交争的实证必是坚实拒按。而此证患者大多腹胀大而软，或者腹坚如死肉，只有正虚邪盛之象，无正邪相战表现。故此证若用利下之法，无论何种医学，无论何种神方，都不正确。虽用之腹水可短时消减，然不久必复起，而利下之法耗伤正气，其复起之水必然更多。若不知变通，继续利下，则利下之法越难取效，而其命则危矣。

我们格物地看如鼓之腹肿，经言："诸湿肿满，皆属于脾。"壅肿满闷说明脾之运化失职，即气血壅滞于脾而现此象。此鼓胀为最甚之肿满，故病在脾无疑。脾于五脏之中相当于道路之枢纽，肝肾之气上升与心肺之气下降皆赖脾之德。若脾运化不利，则气壅滞不化，而有肿满之病。若脾衰败，气血中阻，遂至鼓胀。

其脉会如《内经》中关于脾脉的描述："平脾脉来，和柔相离，如鸡践地，曰脾平，长夏以胃气为本。病脾脉来，实而盈数，如鸡举足，曰脾病。死脾脉来，锐坚如鸟之喙，如鸟之距，如屋之漏，如水之流，曰脾死。"如鸡举足这个形容非常贴切，脉按之较宽，边缘较清晰。如果边缘非常清晰，如鸟的嘴一样，或如鸟之足一样有锋利感，则脾脏绝，不治，病人六部脉中多会有右关脉独异或两关脉独异。

此证之治理当先补脾，以使脾气恢复。若脾气恢复，则上下之气机畅通，腹中之水方能渐渐消去，人体方能向好的方向发展。

此证病机虽在脾，但不能只知健脾补脾，治病应求本。从病之形态看，必有痰或瘀阻于深处，壅塞隧道，致气血严重不通，痰湿越聚越多而为水，本不除，则脾亦难复。

其脉必见明显的涩脉，六部脉中沉按至骨多会有一部脉按之不绝，此为瘀堵严重或有癥瘕积聚之象。

因病人本虚，虽有痰瘀在里，不得用猛药攻之，需根据气血虚实，先益气或先养血，或同时益气养血，同时辨清寒热与痰瘀所在位置稍稍去之，并一直要保证脾的健运。

危重之病，不能求近功。先用药保住气血，不使气血越来越虚就已属不易，还要保住脾胃越来越健运。在此基础上才能谈去病之事，切不可乱了阵脚妄攻或妄补。

丹溪先生治此证，每以四君或四物为主，加健脾之药，再稍佐理气祛湿或清热之药，以此平和之法长久调理，重危之证调理年余，疗效较佳。危重之证，能够保住一分胃气，则存得一分生机，如何保住胃气，则非一方一法可通用，需用药柔和的同时精准辨证。以鼓胀为代表的危重症治疗均当法此。

我在刚开始临床之时，每遇肿瘤等恶性病，总是盯着肿瘤的指征，用尽各种方法祛邪，所有能想到的药我几乎都用过，所有扶正祛邪的方子都借鉴使用过，疗效总是不理想，只能短效而无长效，可控制症状而很难阻止肿瘤扩散。后于恶性肿瘤一物格物思之，观肿瘤之象，异常坚硬，极具侵略性，生命力极为顽强。药物治病，皆是药物之气带动人体之气以祛除邪气或修复损伤，即以偏纠偏。肿瘤为邪，其生命力远甚人体正气，若用人体之气攻之，无论缓攻还是急攻，皆不能胜，反而激惹此具有侵略性的邪气反攻人体。且肿瘤坚硬，在同样受到打击的情况下，即使到达人体正气能够承受的极限，亦不能对肿瘤造成太大的损伤。就如同一家之中，出一骄横跋扈且身强力壮之子，此子甚恶，举家之力难除。若放任此子，必为祸累及一家；若管教此子，此子已不听管教。于此之时，当知此子之恶非一朝一夕，若要安抚，需于日常生活中循循善诱，于无形之中长久感化，唯此一法。肿瘤之证亦是如此，唯一法有可能根除，即以柔和之法长久调理，不是攻邪，也不是放任邪气，而是让人体之气先莫慌乱，引导人体之气去柔化邪气。柔能克刚，滴水可穿坚硬之石，在长久的调理之中使肿瘤消散。

在鼓胀患者长时间服药治疗之时，生活方式的调整也极为重要。若病人不改变生活习惯，服药难以有效。要在生活之中保证病人的气处于柔和状态，平日易怒者必须平复怒火，嗜烟酒者必须戒除，饮食以清淡为主，不能胡乱进补。适当选择平和长久的运动，收心收欲望。若不如此，心性不安，气血躁动，服药亦难除。

四、朱丹溪治疗邪祟病

邪祟之证即古人所谓邪鬼犯人而得病，表现怪异，"凡邪气鬼物所为病也，其状不同。或言语错谬，或啼哭惊走，或癫狂昏乱，或喜怒悲笑，或大怖惧如人来逐，或歌谣咏啸，或不肯语。"（《诸病源候论·鬼邪论》）更有甚者，忽自言为某已故之人，行为语言甚是相仿，似果真有鬼神作怪。

经言："拘于鬼神者，不可与言至德。"无论病者表现多么怪异，此怪异之象为表象，可迷惑外人。医者所诊察的是人体气血之真相，故不当与其表象纠结，而是要找到人体气血偏倾之症结所在，以知其外象之因，看清真相。凡拘于鬼神之说的医者，即是相信人之健康与神秘力量有关，此力量在天地之理之外，人被此不可名之力量掌控。有此见解，则陷入不可知的愚昧世界，不求真正的天地之道，与此人不可言至德。

下面我们格物思之。心感物而动，产生人的思想活动。如果内心澄明，则所见到的便是未经修改的事物之真相，所见会比别人更真更细腻，不会见到别人见不到的异象。这些异象非真，凡见异象者，若非眼病即是心病。在内心澄明下思考，会清晰地分清想象与真实，就如现实之中我们能够分清楚梦境与现实。如果内心足够澄明，则思维非常清晰，会分清什么见解是基于事实的自然之道，什么见解掺杂了头脑的假说或编造，条理清晰，且能看到头脑掺杂进入的原因。因此无论学医还是生活，心的澄明都是最重要的，故宋理学家言被鬼神之事迷惑是因烛理不明，"今日杂信鬼怪异说者，只是不先烛理。若于事上一一理会，则有甚尽期。须只于学上理会。"（《近思录·致知》）宋理学家只言如何格物，只要格物使事理明了，内心中正，断无鬼神之祸，亦不会为鬼神之说所惑。孔子不言"怪、力、乱、神"就是防止多谈捕风捉影之事，使心迷昧失于中正。

澄明之心就如同明亮宁静的湖面，能细腻真实地映照现实事物。如果暴风骤起，则水面不再平静，加之湖水浑浊，则所映照之物便扭曲模糊，此时所映之物便如鬼怪异物。心若处于浑浊与狂乱之中，所见之物亦会扭曲模糊，会不基于事实胡思乱想。在此混乱状态下以妄为真，致心彻底被蒙蔽，会陷入大脑虚构的世界，在外人看来，则如被鬼神所祟。

人体内之气血清澈徐缓地流动周身，则内心澄明。若体内有痰浊或瘀血，则气血浑浊不清。此时若气血充足，则无相火妄动。气血亏少，则相火妄起。相火非真火，不能祛邪，反与邪气相裹，与痰瘀黏缠于一起，气血愈加燔动，耗伤气血而使痰瘀更加聚集。浑浊之气血在相火的搅动下，至阻塞清窍神志昏昧，则有邪祟之证。

如果痰瘀比较弥漫，则人会天马行空地胡思乱想；如果痰瘀只阻于一两处，则人会对某几件事纠结不放，针对几件事歇斯底里地胡乱猜想。所以邪祟之病不当以鬼神治之，此其标，当从其本之气血与痰瘀处治之。

或有人言有人素体无恙，忽然被邪所祟，昏昧不知或自言为某人，如从梦中，醒后如常，其非鬼神所作当于何解？此必为体内素有痰或瘀血内伏，由于平素气血虚少，不与体内之痰瘀相战，相火不起，正邪相安无事。若遇恐惧之事或情绪过悲，使气血内伏与陈痰瘀血相战，由于气血虚弱又不能祛除痰瘀，相火便起，至蒙昧清窍则现邪祟。亦或有过食肥甘或饮酒之后，痰瘀骤多，亦会出现此证。轻症则随外在恐惧之事解除，或悲伤情绪平复，或酒醒饭消之后气血自平，而病自除。此病虽不治而自除，然所伏之痰瘀未去，若遇诱因还易复起。

邪祟之证虽极似鬼神，但切莫以真有鬼神而治之，以恐延误病情。此证以虚为本，若重症延误恐有生命危险。丹溪先生哀世人于此证多为鬼神所惑，于《格致余论》中记载其所亲历因迷信巫术，终因误治而亡，并详细分析巫术致人死亡之理。邪祟之证所以难治，主要是因为被其外在怪异表现迷惑，不知从何论治。若能明此外在之象的内在机理，不迷于外象，而是细致地明察病人内在气血状态，冷静处之，则有如拨云见日之明。

此病急性发作之时，相火与痰瘀燔炽，只要气血不是太虚，可根据痰瘀所在位置与邪气性质辨清寒热因势利导而攻之，邪在上可吐之，在下可泻下，不能吐下则或清或宣，使邪气衰减大半相火暂安，以使神志清醒；如果气血较虚弱或邪气不特别亢盛，可扶正祛邪；如果相火过于躁动而邪气较少可佐以重镇之药安伏相火。待病人神志清醒或平素未发病之时，进一步调理气血，祛除伏藏之痰瘀。

此病缓和之后的治疗之法唯以病人形色脉证为准，气虚则益气，血虚则养血，并找到伏邪所在佐以祛邪之药。调理此证亦需疏导病人的情绪，勿使病人精神过于紧张，勿过思虑，并嘱病人改善生活环境，适度劳动以助正气运化。此证的调理病人放松情绪非常重要，有时病人生活压力过大，治疗起来效果多不佳。

或有人言，其有巫师祝由而愈者何也？《灵枢·贼风》之中对此已有论述："黄帝曰：其祝而已者，其故何也？岐伯曰：先巫者，因知百病之胜，先知其病之所从生者，可祝而已也。"此病要素之一为相火妄动，只要让病人心情平复，相火暂宁，则病亦可暂安。因此找到病人相火妄动之因，医生与病人以虔诚之心祈祷，病人于此事便不再纠结，慢慢放松，可使相火慢慢熄灭。亦可以找到病人所畏惧之事，镇压住妄动之相火，使相火不敢妄动而安宁，如范进中举时疯癫，被其所畏惧的岳父扇一耳光而安宁。巫师祝由治病，或用镇压之法或用祈祷之法，其目的皆是使相火暂安宁。幼儿的身体较稚嫩，其气血容易受外环境影响，相火容易安抚，故幼儿祝由效果好。成人卫气强盛，尤其是充满自信的人，不易受环境影响，祝由的效果多不理想。

明理则无惑，医生对自己的道没有信心，没有明自己的道，才会寄希望于鬼神。丹溪先生于此证之机理已明，故而于巫之事无惑。丹溪先生所生活的年代，巫术盛行倍甚于今，先生却言："移精变气乃小术耳，可治小病。若内有虚邪，外有实邪，当用正大之法，自有成式，昭然可考。"先生以格物观察，若人正气太虚或外邪太重，只可用调整气血之正治法治其根本，方能使其安，其理清晰，即使治疗无效亦能查找到疏漏之处而再调整处方。医者当学格物规矩之学，勿迷于巫。自扁鹊始，医便从巫分离，专于探索人体脏腑气血机理，能够以稳定的疗效治愈邪祟之病，唯此明理一法。人之喜言某巫之神验者，皆传之使神也，医以药治愈此证多不以为奇，而巫偶以祝由治验，则被诩为神，传言便添枝加叶，使听闻者内心迷惑，故子不言此。

城池被围困，若要兴兵伐贼，当知贼之所在。邪祟之证真正之贼为人体气血之病，非外虚幻之鬼怪，明此则无论何种怪病，治之无惑。

五、小结

若要于临床中取得稳定疗效，最重要的便是看清疾病的真相。要在临床中停止各种猜想，以安静的头脑去诊察病人的气血状况，以知其外在表象的内在机理。所有明医皆如此，不是依于疾病表象分类论治，而是借助表象审察气血以论治。扁鹊"过邯郸，闻贵妇人，即为带下医；过雒阳，闻周人爱老人，即为耳目痹医；来入咸阳，闻秦人爱小儿，即为小儿医，随俗为变"（《史记·扁鹊仓公列传》）。非其博闻多识，而是谨守中医的核心以应万病之变。

我于临床带教中，常与学生交流，常有学生以诚恳的目光请教某一病具体如何治疗，在其发问之时已准备好笔记本，精神集中欲认真记录。每于此时我倍感为难，若言我无治某病之方法，该学生必不能信，反以为我保守不传；若言有治某病之方法，则以成方成法束缚学生，一旦其亲自临床，就知这些方法难以应验。

此时我多会从当日临床中挑取这类病的病人，将我面临该病人的思维过程展示出来。详细讲解其形色脉与其证相应，分析病人气血状况，讲述我的处方思路，以及如果病人发生怎样的变化便如何调整处方，该处方亦可适用的病机，并告知学生我对该病人预后的判断。有时病人内在气血状况，我并不能完全确定，甚至有时并没有看透其内在机理，我会详细说明哪里存在不明，或哪个诊察中存在不确定，大体估算治愈的把握。

所以我并不是教学，而只是分享我的体验，长久跟诊的学生会放松地体会我所分享的体验。如果与我的体会一致，他们会举一反三地列举其他同样适用的方剂；如果有不同的体会，便提出自己的疑问。我们围绕此疑问讨论，以经典为依据看谁的体验更真实，找到体验出现偏差的点加以纠正。如此如切如磋，如琢如磨，大家非常愉快地互动。刚来跟诊的或者习惯紧张的学生则难以互动，会记录他认为珍贵的知识，之后会用更加渴望知识的目光盯着我，希望获取更多秘密传授的知识。

丹溪先生于《格致余论》中言："今人不知致病之因，不求立方之意，仓卒之际，据证检方，漫尔一试。设有不应，并其书而废

第五章　丹溪论病举例

· 113 ·

之，不思之甚也。"医生若总是求治病之方，至其白头只是不停地废书。静下心来找到真正致病之因，明古方立方之法则，医术方能不断提高。

第六章

朱丹溪杂述

在丹溪先生所生活时代的医生及百姓，因不明理而有较常见的错误认识或对医学有疑惑，先生有些论述是针对时人之弊而作。虽时代不同，然而人之思维方式变化不大，这些论述现在读起来依然很亲切，依然可以指导我们现在的临床与生活。

一、朱丹溪对守禁忌的论述

《素问》首篇便探索疾病的根源，上古之人，春秋皆度百岁而动作不衰，是因为其在圣人默默教化下生活，合于道，保守天真，能够做到"法于阴阳，合于术数，饮食有节，起居有常，不妄作劳"。今时之人年不及半百而动作衰，疾病蜂起，是因为生活不合于道，失去天真，而"以酒为浆，以妄为常，醉以入房，以欲竭其精，以耗散其真"。故医生在随证处方之时，当让病人守禁忌，改变生活习惯，使其尽可能地合于道。医生用药是纠正人体气血回归自然之道，但如果病人的生活习惯一直逆着道而行，则治多无功。

丹溪先生在《大病不守禁忌论》中言："夫胃气者，清纯冲和之气，人之所赖以为生者也。若谋虑神劳，动作形苦，嗜欲无节，思想不遂，饮食失宜，药饵违法，皆能致伤。既伤之后，须用调补，恬不知怪，而乃恣意犯禁，旧染之证，与日俱积。吾见医将日不暇给，而伤败之胃气，无复完全之望，去死近矣。"医生在处方的同时，需根据具体病人情况，嘱咐病人适当遵守禁忌，守禁忌在大病重病的治疗中尤为重要。禁忌因人而异，不能千篇一律让所有病人完全按照圣人的标准生活，这样病人根本不会遵守。需要循循善诱，根据病人当下的状态提一到两个禁忌。先根据病人的具体状况，找到最有可能引起疾病的诱因。如病人痰湿过重，多因好逸恶劳或过食肥甘饮酒所致；如病人血虚或下焦肾虚，多因工作过于劳累，或熬夜过多，或过食辛辣走窜食物所致；如病人相火妄动，多因过度思虑缺乏运动，或工作用脑过多所致。病之原因众多，不一一列举，医生大体能够通过病机与病人形色推测出最有可能的诱因，劝诫病人远离诱因，守一两个禁忌。劝诫之法或以理规劝，或直心相告，或说纵欲不改之祸，具体方法因人而异，皆在于引导病人使其生活接近自然天真。

《内经》时代就感慨病之难治，以其病人之心难安伏，"嗜欲无穷，而忧患不止，精气驰坏，荣泣卫除。"现代社会何尝不是如此，人们追逐着欲望，忍受着忧患带来的压力，长期如此习以为常。猝然身体得病，仍纵欲无度，不反躬自省，虽有明医病何能安？故行仁术之医，应当引导病人改变生活习惯，去其致病之因，根据病人的情况叮嘱禁忌之事。

让病人守禁忌非绝情绝欲，也并非让病人的生活枯燥乏味，而是让病人找到真正的乐趣。"五色令人目盲，五音令人耳聋，五味令人口爽，驰骋畋猎令人心发狂，难得之货令人行妨。是以圣人为腹不为目，故去彼取此。"（《道德经》）去彼之人欲是为了取此之天理，人欲只有想象中的开心，无真正快乐，迷于其中使人目盲、耳聋、口爽、心发狂，甚至行邪恶之事以满足欲望，人之病皆由此而起，其病之难愈也因于此。取天理即是始终保持恬淡虚无，心会宁静不恐慌，此宁静便是快乐的基础。在此基础之上会细腻地体会到各种快乐，此快乐是真快乐，绵绵若存，用之不勤。

人内心保持柔软天真，会自然选择合于道的生活，无需特意自然守禁忌。人失去此天真，则被各种痛苦欲望控制，于痛苦中求短暂之快乐，此为逆于生乐，身心俱伤，待身心被病痛折磨才会想要回归自然。病人为摆脱痛苦求医，此正是劝病人改变生活习惯的最好时间。医生此时于一二事上让病人守禁忌，胜于平日亲友万言之劝。病人从外之生活中去除致病之因，医生从内之气血调整病人偏倾之气，如此内外相合，病自易除。

《丹溪翁传》中记载："翁在婺得道学之源委，而混迹于医。或以医来见者，未尝不以葆精毓神开其心。至于一语一默，一出一处，

经典视角下的明医解读——朱丹溪

凡有关于伦理者，尤谆谆训诲，使人奋迅感慨激励之不暇。"医术上学得再明白，也仅得丹溪先生的部分功夫，与病人沟通的功夫则需要自身的文化修养。中医医患之间的沟通，不是医生向病人解释清楚疾病，而是道明病之源委，说清生活中不合于道之处，劝诱其葆精毓神。

故医不只要明人体气血之理，更要明天地之理，人伦之理，如此方能成为真正之明医

二、朱丹溪对张子和攻击法的论述

张子和主张汗、吐、下三种攻击之法尽治诸病，此观点引起当时医学人士极大的轰动。每个时代都会有人提出新的医学观点，对此医学观点应该正心以待，我们可以从丹溪先生对张子和的探索过程以知应对之法。

"同于道者，道亦乐得之，同于德者，德亦乐得之。"只要医生以求道为目的，始终保持恬淡虚无的近道状态，自然会吸收合于道的观点。如果某一观点不合于道，我们内心会觉得不安舒，内心深处会有所抵触。这里的前提是必须心处于柔软放松的状态，如果心是被鼓动的烦躁不安，自会去追向浮躁的事物，也就非常容易被过激的观点所迷惑。

我们静下心来自然崇尚柔和之法。若人行为偏离中道，我们会先以理劝慰，动之以情晓之以理，使其回归正道，万不得已才可用刚硬之法严厉苛责，用之亦需讲究方法，不能滥用过用。治病亦如此，人身之气偏离中道，我们自然会选择轻柔之法引导使气回归中正，万不得已方能用攻击之法治病，选择攻击之法既要谨慎，又要灵活，务求准确。

既知过用攻击之法非合于本初良善之心，亦需读经以验之。《内

经》言"邪之所凑，其气必虚"，岂有万病皆实之理。通读经典自会知经典的医学理念为虚则补、实则泻，病有邪气胜者自当泻，精气夺者自当补，如此为守中之道。若万病皆当泻，不合经典治疗理念，偏离中道。再观《伤寒论》中有多处提到当汗而不得用汗法的条文，对于荣气不足血少之人，即使有表寒，仲景亦有禁汗之戒。故知攻击之法非所有人皆适合。

丹溪先生格物致知并以经典求验，已知凡病皆用攻击之法不合于理。然仍有疑问：张子和确实为当时明医，亦确实以善用攻法著称，故知攻击之法必有可取之处。然而丹溪先生并不明攻击之法，不知如何辨证使用，亦不明如何随证变化。人命至贵，治病在不明理的前提下绝不能去试，故其不用攻击之法治病。于是先生读张子和之书，其文多与经典矛盾，反复阅读亦未明，先生推测可能书非子和之笔。丹溪先生四处求教，以欲真正明攻击之法的应用，然而无人能使其明理。

丹溪先生转辗多处，后有幸得遇明师罗太无。太无先生通张从正之学，丹溪先生以诚心求学一年半，尽得真传，才真正明攻击之法。观丹溪先生医案，不乏有猛药攻击治病速验之法。攻击之法辨证要点：首先分清寒热，辨对邪气性质，根据正邪相争部位因势利导而攻之。且选择攻击之法，必须先观其形，形体壮实，禀赋强壮，其机体恢复能力强，方可应用。如遇正气偏虚，可先滋养一段时间，待气血充实再攻之；攻之后若气血受伤，亦需休养以复胃气。

丹溪先生明张从正攻击之法，善用其法，但不迷于其中。处方恒守取中，因病而变，不执一法。以攻击之法治病，譬之以严刑峻法治世，仁慈君子偶尔可用，为不得已而用之，不当恣意妄为。于世之初乱可用峻法治之，功成后亦当以仁慈之法抚恤百姓。若乱世长久，民久受屠戮，啼饥号寒，何堪再受峻法，唯当发财散粟并休养生息。治病亦是如此，若久病正虚，以攻击之法治之，则小病必

经典视角下的明医解读——朱丹溪

重，重病必死。

三、朱丹溪对伏阴的论述

丹溪先生生活的时代盛行夏月伏阴的学说，此学说认为夏月之时人体腹内易积聚寒气，宜于夏月服用温热之药除之，若不除之他日必有所患。此说非但百姓中流行，医生亦有此主张。之所以此说盛行，是因为夏月以手扪腹，大多会感觉腹部周围较冷，故认定内里必有沉寒，故而发冷。

对于流行的学说，有人习惯于批评，有人习惯于盲从，鲜有能保持正心诚意地去思辨。只有正心诚意，方能看清源委。在正心的状态下先格物天理。

夏月天地之间中原大地一派热象，为气浮于外。与此同时，大地之下因气相对减少而有虚冷之象，夏月之井水偏冷可知。此冷与外热相对之冷，为虚冷，非如冬三月之真寒。人体亦是如此：夏三月人体之气浮于表，此时易导致腹内之气减少，而有虚冷之象。故世之所言夏月伏阴，此阴本是指腹部虚冷，传之有偏差，而导致误认为实寒。如此则知盛行伏阴之说的错误，亦知其如何产生的误解，此为明医所为。

既知伏阴为虚冷，便知用温热药治之为误。以温热之药散本不存在之寒，会使气血短时间温热而舒服，温散之后内里更虚，其冷会更甚。若继续长久用温热之药则耗血伤气，会对人体有较大的损伤。

此病的治疗当引浮于肌表之气血回归内里，如此则内里之虚寒自除。丹溪先生以生脉饮为正治之方。细思此方甚合伏阴之病机，以党参甘温益腹中之虚，以麦冬甘润防夏月之暑伤，又能降气入里，再加以五味子收敛外耗之气，三药相合可使耗散之气收于内里并使内里充实。

对于腹中虚寒之证，仲景已明其辨证之法：若整体为少阴病，内外皆寒，可用甘温之法，宜用四逆汤、理中汤之类；若整体为太阴病，内虚寒而手足温，当引导气血入里，宜用建中汤之类。所有明医只是在选择具体处方时有差异，其整体的辨证思路，对疾病真相的认识，选择的治疗理念并没有差异。

孔子曰："道之不行也，我知之矣：知者过之，愚者不及也。道之不明也，我知之矣：贤者过之，不肖者不及也。"真正的道之所以不能行于人身之中，不能让人明达，是因为总有聪明的人过分地在道上延伸，因为过分地意会而离开了道，导致不聪明的人因不能甄别而盲从。每个时代都有很多盛行的学说，这些学说或先在脑中构想出来再借经典以包装，或在读经典中过分联想而产生奇特的学说，这些学说都有一大套道理，会迷惑一批人，会让一些人误入歧途。现代的中医最缺的并不是创新，而是守中，能够紧守中道反复阅读经典，建立源于道的思维习惯。以此为扎实的地基，再学习后世明家的思想，以巩固这个道。如此遇到异说自会甄别，更不会深陷异说之中，并能够以理说明异说之谬误所在。

四、朱丹溪对慈幼的论述

人莫不爱其子，最爱子的方法是让孩子的成长符合天地之道，得到天地的滋养。如此孩子无论是身体还是心理都会健康成长，且成长是自然发生的，充满了幸福快乐。

自古及今，或过爱小儿，或对小儿过于严苛，这些皆是私欲过多的养护，反而阻断了天地的滋养，而害了小儿。在小儿的养育方面有各种理念，每种理念都能讲出一堆道理，但只要内心安宁，对有些理念是很难认同的。如果对这些理念格物，就知道其错误的原因。只有一种理念是真正有利于孩子成长：孩子是天地之子，是天地生育并长养着孩子，我们只是顺应天地使其成长。

若从细节处精细讲解育儿之法，则散之无穷。丹溪先生从大纲处讲解，教世人以此纲领育儿。因为孩子天生具有差异，遇到的具体问题也各异，很难以某个标准来应对，故明道之人皆是从大处入手，教授慈幼法则。

慈幼当从受胎之时起。胎教古已有之，从母受胎之日起，天地便赋予了孩子生命，只是生命形态如未化蝶之蚕，故育儿当从胎教起。"儿之在胎，与母同体，得热则俱热，得寒则俱寒，病则俱病，安则俱安。"孩子在母体之中，如一叶小舟在大海之上，若风平浪静，小舟自然舒坦远行；若暴风骤起，则小舟随之飘荡，甚者有覆舟之患。故母自受胎之日就当控制饮食起居，清淡饮食，调畅情绪，莫使气血过于激荡而对胎儿有伤，伤于此则伤孩子之根，易造成孩子终生之伤。

孩子出生，以母乳为食，丹溪先生劝母之言尤为真切，"乳子之母，尤宜谨节。饮食下咽，乳汁便通。情欲动中，乳脉便应。病气到乳，汁必凝滞。儿得此乳，疾病立至。不吐则泻，不疮则热。或为口糜，或为惊搐，或为夜啼，或为腹痛。"临床多见婴儿之病，实为乳母之病。乳母服药后气血平和，婴儿之病亦除。因婴儿生长迅速，能够快速染习大人的习惯，故乳母不仅当以清淡饮食，亦当重视性情与德行，以免孩子性暴戾，染恶习。

孩子成年之前，气血俱盛，当顺此旺盛之气血，勿使气血壅滞而生痰湿。儿童之病最多者为伤风与食积。伤风多因穿衣过暖，伤食多因饮食过饱。现在之人鲜有因衣不蔽体，食不裹腹而致病者，皆是过多之患。

小儿穿衣不宜过暖，古人已有共识，穿衣过暖卫气松懈，反而容易受风寒。故古人穿衣讲究保持三分寒，如此孩子卫气始终处于灵敏状态，汗孔遇寒风则合，遇暖风则开，随外环境而调整，故无病。丹溪先生在此基础上更给小儿的建议是："下体不与帛绢夹厚温暖之服。"就是下身的裤子不要穿太厚，要比上身衣服稍薄一些。"腰以上为天，腰以下为地"，上半身的气血如天气般轻灵，运行较快，下半身的气血如地气般重浊，运行迟滞。下身衣服稍薄，让下半身比上半身感觉微微冷一点，此微冷之气会促使下半身迟滞的气血运行稍快，而使人体整体气血更加和谐。反之，如果下体衣服过暖，则更使下半身气血慵懒不动，使本就运行迟滞的气血更加不流通，气血周流不畅则百病生。

或有人问下体微冷是否会引起寒痹，"寒无凄怆"，如果长久过冷且不动则有可能引起寒痹。此微冷之穿着不会引起寒痹，且儿童气血旺盛本就不易得寒痹。

或有人问下体微冷是否易受风寒感冒，"伤于风者，上先受之"，风寒之邪入侵人体，先从头面始，不会因下体受风寒而外感。且下体微冷卫气通畅，风寒更不易侵袭头面。

小儿饮食方面，丹溪先生的建议是："若稠黏干硬，酸咸甜辣，一切鱼肉，木果湿面，烧炙煨炒，但是发热难化之物，皆宜禁绝。"首先，因小儿脏腑娇嫩，脾胃柔弱，过食以上诸物不易消化，暴食则食积而生病，多食则生痰热，积久便成疾。其次，因小儿气血旺盛，活力强健，过食厚重之热物，热物之气雄壮，易掀动气血，使气血激荡不平，如此则使小儿性情激愤，既不能安心于学，又易不知礼义而尚暴力，殆至成年危害更重。中国人重视饮食，不仅重视饮食所带来的身体健康，更重视饮食以养心。中正之饮食则养育中正之德行，此德行儒生最为重视，德失中正，则操术必害人害己。

关于小儿之教育，丹溪先生未谈。古之儒者有系统培养圣人之气的教育，此教育多被现代人误解，现引大儒王阳明之言以明之："大抵童子之情，乐嬉游而惮拘检，如草木之始萌芽，舒畅之则条

经典视角下的明医解读——朱丹溪

达，摧挠之则衰痿。今教童子，必使其趋向鼓舞，中心喜悦，则其进自不能已。譬之时雨春风，沾被卉木，莫不萌动发越，自然日长月化；若冰霜剥落，则生意萧索，日就枯槁矣。故凡诱之歌诗者，非但发其志意而已，亦所以泄其跳号呼啸于咏歌，宣其幽抑结滞于音节也。导之习礼者，非但肃其威仪而已，亦所以周旋揖让而动荡其血脉，拜起屈伸而固束其筋骸也。讽之读书者，非但开其知觉而已，亦所以沉潜反复而存其心，抑扬讽诵以宣其志也。凡此皆所以顺导其志意，调理其性情，潜消其鄙吝，默化其粗顽，日使之渐于礼义而不苦其难，入于中和而不知其故。是盖先王立教之微意也。"（《传习录·右南大吉录》）

五、朱丹溪养老论

丹溪先生专有一篇关于养老的论述，既是指导老人如何养生，又可指导子女如何孝养老人。先生于养老之法身体力行，以其法奉养老母，老母身安寿长。现代关于老年人的养生知识比较混乱，不可盲从。养生当先明理。

首先，格物观衰老之状："头昏，目眵，肌痒，溺数，鼻涕，牙落，涎多，寐少，足弱，耳聩，健忘，眩运，肠燥，面垢，发脱，眼花，久坐兀睡，未风先寒，食则易饥，笑则有泪，但是老境，无不有此。"以丹溪先生的阴阳切入来分析，年老之人气血俱衰少，气既无力推动，血亦无力滋养，然而细观衰老之病，皆是因血不滋养所致。故老年之养生，首先当重视养阴，当养藏，不能使气躁动。明此养阴之方向，方可言养生。

养生最容易操控的就是饮食，丹溪先生认为老年人养生不是吃什么才能健康，而是必须远离不良饮食才能健康。"至于好酒腻肉，湿面油汁，烧炙煨炒，辛辣甜滑，皆在所忌"，这些食物相当于现代医学认为的高热量食物，其性或燥热，或难化，老年人脾胃虚弱，于此难化之物难以吸收，易使脾胃积热而生病。若脾胃费力吸收，食物燥热之性易带动人体之气躁动而伤阴，故老年人之饮食当以清淡为主。若以为老年人身体虚弱，而多与珍贵之美酒好肉，如此饮食不仅不能益其虚，反而使脾胃负担加重，身之相火妄行，脾胃受伤则气血生化之源受损，相火亢盛则耗伤元气，如此饮食病必紧随其后。人习惯以难得之物为贵，且喜过分宣传贵物之功用，故尊难得之物而贱易获之宝。常人认为山珍海味为贵，而于天地而言，天地最贵之动物为人，人之所以贵因为得天地中和之气。同样，天地最贵之食物为五谷，此亦是天地之和之气，而山珍海味所秉之气远不及五谷中正。故人之所认为贵者，于天地最为贱也。

老年人不仅饮食不能滋腻或燥热，用药亦是如此。丹溪先生生活的年代，医生多认为《局方》乌附丹剂有益于老人。老人体弱气力衰，此药性燥热，服之会强力驱使气躁动，于短时间劲力增长，老人与医之不明者皆以为喜。殊不知老人气力弱，此其常态非病也。老人虽气力减弱，只要不逞筋骨之能，身体是协调的，则可动作不衰，日常生活不受影响，为健康状态。如果老年人追求短时间气力强壮，服用燥热之药驱动气血，如此则使气血枯竭，最终反而会使气力彻底衰败，难再恢复。故老年人不当以服用燥热之药以求养生，任何使气短时间躁动的养生方法皆当禁除。老年人若有寒邪，需用热药，当减其量。若正气太虚则不能驱寒，扶其正气其寒自解。老年体虚需要补益，用药不能过于滋腻，需时时照顾脾胃的运化，莫使药物过于滋腻而生痰湿，瘀堵气脉。

现代之人，饮食滋腻燥烈倍于古人，而身体劳动远不及古人，故现在老人体内之相火、痰湿、瘀堵皆倍于古人，血糖高、血脂高、血压高极为常见，身体已不堪重负，却仍喜服补药，凡说某物能补则购买服用趋之若鹜，不知减负尚且不及，怎堪再增负。现在养生之法众多，多为加法的养生，人皆以为增加一个方法则会对身体有益，如此养生不仅无益，反而有害。真正的养生当是减法，减去自己不良的饮食习惯，减去自己躁动的欲望，减去这些以使自己合于天地之道，得到天地的滋养。人所以能长生者，皆在于得到天地的滋养，若言有任何方法能够既悖于天地之理，又能真正对健康长寿有益，皆是或有意或无意的欺骗。

丹溪先生常治老人之病，对老人身体气机变化有敏锐的觉察，针对老人的身体提出一节养之法，以此法养生受益者众。老人养生首先是明理，不能纵口纵欲，此只图一时之快，为害深远，没有此前提一切养生之法都是徒劳。在此前提下，观察老人小便，只要开始出现小便短少，无论是尿频还是尿无力，都说明机体之阴开始不足。机体阴不足的首先表现是小便无力固摄，此时当引起注意，不及时纠正就会有进一步阴虚的症状出现。先从生活与心情上调整，找到这一段时间失道的生活方式，不改变生活方式而期望通过别的方面来找回健康，是很难收效的。

改变生活方式后，丹溪先生给了一个建议服用的处方，以参术为君，健脾以助脾恢复健运，则有生机充足。再以牛膝、芍药为臣行血通瘀，再加陈皮、茯苓为佐以通气机。诸药相合既恢复生气，又使气血畅通，以修复年老之阴衰。

春可加川芎以宣散；夏可加五味子、黄芩、麦冬以生津清热；冬可加当归身、生姜以养阴散寒。临床运用需在明理基础上，根据人体实际情况与节气加减，不能死守不知变通。用药剂量不可过大，参术甘温之品只为恢复脾胃之气，剂量过大亦有燥热之患。服药至其小便恢复，则不需再服。药为以偏纠偏之用，不宜久服。

"为人父母者不知医，谓不慈；为人子女者不知医，谓不孝。"知医非学一堆养生与育儿知识，而是明天地自然之理。此理只有正心没有恐惧才能真明，只要内心充满恐惧，就会觉得必须得多对人体干预才能有益，在此恐惧指挥下的行为都是不理智的。

正心状态下养老与慈幼，自然会认同丹溪先生所言，自然之理便是如此，顺之则生，别无他法。

六、朱丹溪饮食色欲论

古代之人，最易使心妄动之事莫过饮食与色欲，"饮食男女，人之大欲存焉"，故丹溪先生在《格致余论》之首置《饮食色欲箴》以为序，并在书中以《茹淡论》《房中补益论》再论之，告诫世人于此勿妄动其心。

饮食之目的是从食物中吸收精微物质，此精微中含有天地之气，以转化为生命必要的活力并滋养脏腑经脉，故饮食当找寻有益于身体的食物。人秉天地中和之气而生，亦喜以中和之气为养，故所食之物必须具备两个要求，一是食物精微中饱含充足的天地之气，二是此气近于中和，能够被人体转化为可以吸收的谷气。

我们要在正心诚意的状态下去挑选食物，不能放纵欲望在气不中正的状态下去找寻食物，也不能单纯以各种食物实验室的研究与化学分析来指导饮食。在正心状态下诚意地面对各种食物，人体所需的食物一定会带给我们中正平和且有淡淡欢喜的感觉，这说明该食物秉中和之气而生。

具体来说，这种食物具有的特点是外观柔和且饱满充盈，这说明该食物中天地之气充足。这些食物就是成熟的五谷、五果、五菜与五畜。山珍海味与飞禽走兽其气皆偏，这些食物除了能够彰显富贵之外，于身体并无益处，更不适于有病之躯享用。

回归古人正心的状态享用美食，饮食之前调整自己是必须的，我们先要收敛神意，安抚下饥渴之心，如此才能够公正地品尝食材中的气。吃饭时神不外骛，安心吃饭，神轻触而不抓扶地安住于吃饭的全过程。细细地体验食材在口中咀嚼，细细地体验食物咽下，这时候我们就是在用心去体验食物的气。

在细细地咀嚼食物时，食物被牙齿磨碎会有气释放出来，嚼细的食物下咽后亦会有气由胃口向胸腔扩散，此即《内经》言："人受气于谷，谷入于胃，以传与肺，五脏六腑皆以受气。"这个气若有若无，静下心来口腔可明晰地感受到食材中的气，身体可明晰地感受到食物下咽后气向上扩散，随之身体感觉被谷气充盈而有力量。这不是玄学的修炼，也不是心理暗示，只要大脑静下心来，肌肉放松，呼吸自然，正心诚意地感受食物的气，每个人都可以感受得到，尤其是在优质的五谷之中最为明显。"五味令人口爽"，如果一个人长时间地过受五味刺激，味觉会减退，心会麻木，于食物之气便缺乏感觉。只要适当调整饮食习惯，心便会回归灵敏，便能感受到食物中的气。

正心诚意的饮食，我们会喜欢偏清淡的饮食，且饮食结构也会以五谷为主，荤素合理搭配。"肉虽多，不使胜食气"，就是不要让摄入的肉食量超过五谷的量，肉食所秉之气彪悍，五谷所秉之气充足且中和，不可让彪悍之气胜于平和之气。自然状态下的饮食会远离添加剂多的食材，更会远离各种垃圾食品。如此饮食，对身体有益，且会使自己心态平和，更有利于我们正心诚意。如果我们的心是烦躁的，或者心是麻木的，饮食是为了填饱肚子，那么我们的饮食就会过食肥甘；当饮食只是为了让口舌舒爽，我们就会喜欢厚味的刺激。如此饮食，不能从食物中获取真正有用的气，反而使体内浊气充满，生痰生湿瘀阻气血，久之百病丛生，且使清窍蒙蔽，心神不安。子曰："人莫不饮食也，鲜能知味也。"所谓知味，人人皆以舌知味，却鲜有能以心知味，故夫子有此感慨。选择清淡卫生的饮食，不是拒绝美食，不是禁欲，而是真正地顺从内心，真正地美其食。

读者朋友不要停留于头脑学习，知行合一，去欣赏一下美食，据传说中医汤液的祖师伊尹即是精于美食的圣人。不要以为这些与成为明医没有关系，这对于成为明医极为重要。如果我们能够安静地体会到食物的气，我们就能够安静地通过望闻问切体会到病人的气。且体会食物的气越细腻真实，体会病人的气就越细腻真实。"君子务本，本立而道生"，本就是让内心细腻柔软充满觉知。很多学生来我这里学习，心总是烦躁不能沉静，内心总认为不紧张努力就愧对自己和家人，不学一堆头脑认为有价值的东西就觉得浪费时间，始终不允许自己放松下来。"为学日益，为道日损"！学习中国文化与中医一定要努力，努力地融入天地之中，努力地养护天地间的浩然之气，努力地体会天地之间与人体之内各种气的变化。而努力是以放松为前提，这样的努力会充满乐趣，才能近道。

　　再简单谈男女情欲之事。"食、色，性也"，情欲之事与饮食一样，都当顺从天性而不当放任习性，都当用心去体会，不当放纵感官。《诗经》首篇以最纯真的诗句表达"窈窕淑女，君子好逑"，静下心来，将头脑中对异性的各种幻想放下，情欲之动只会对内心深处欣赏的异性而动，有爱之后才有性。在爱的滋养下的性，自然不会放纵，亦不会有燥热之毒害。现在社会寻情纵欲，各种搔首弄姿的诱惑使人着迷，情欲妄动，心难以安，其为祸深远。

　　人只有在得到天地中和之气的滋养，才能找到真正的幸福。放纵感官不会带来太大的快乐，反而会带来内心的空虚与身体的伤害。绝对拒绝感官，则压抑人性，心如关进牢笼里，身心会在压抑中枯萎。正心诚意地去顺应人体的气脉感受世界，让感官安静，则内心会有更丰富的体验。

　　除了饮食与色欲，现实世界还有很多的诱惑，正心诚意、格物致知，以天性去面对，是古代圣贤教育的宗旨。

七、朱丹溪对人迎气口脉的认识

丹溪先生对人迎气口脉的认识是很独特的，他认为右手脉为人迎脉候阳，左手脉为气口脉候阴，这个认识与《脉经》及古今明医的记载正好相反。

通观丹溪先生及其弟子的著作，可知丹溪先生于临床诊断中并不用人迎气口诊法，亦不应用建立在人迎气口诊法之上的六经体系，所以丹溪先生对人迎气口脉的论述并不源自于临床，而是源自于逻辑推理，其推理如下：

左手寸关尺三部脉分别对应心肝肾，此三脏血多气少，以血为主；右手寸关尺三部脉分别对应肺脾命门，此三脏气多血少，以气为主。气为阳，血为阴，人迎候阳，气口候阴，故以此推之，右手脉当为人迎，左手脉当为气口。

此论点显然与经典所记载"左为人迎，右为气口"相反，中医的共识是决不允许这种相反的认识存在，必要有合理的解释。丹溪先生辨之曰此处的左右非以病人之左右而论，而是以医者的左右而论。临证时病人面朝医生，故医生之左即是病人之右，医生之右即是病人之左。

虽然丹溪先生极力为其论点辩护，但其论显然经不起推敲。首先经典的所有论述，以及古往今来所有医家的论述都是以病者的左右为论，并无一篇以医者为论；其次左手候心肝肾、右手候肺脾命门，与左手候人迎、右手候气口出于同一篇《脉法赞》的同一段落之中，无论丹溪先生怎样辩解，都没办法合理解释同一段落中对左右手定义的不同。

丹溪先生之所以会对人迎气口脉法有误解，是因为人迎气口所诊断的阴阳并非他所认为的阴阳。经典是以气之出入为视角来论阴阳，经中所说的人迎候阳，此阳是指阳入；气口候阴，此阴是指阴出。左手人迎脉大说明人体处于越来越充实的阳道实的状态，右手气口脉大说明人体处于越来越虚弱的阴道虚的状态。丹溪先生误将此理解为气血，故致此误解。

丹溪先生发现的临床规律是：如果男子右手脉稍微强盛一些，其病易康复；女子左手脉稍微强盛一些，其病也容易康复。故丹溪先生亦将"左大顺男，右大顺女"理解为医生之左右。以经典视角而论，丹溪先生所言之规律符合天地之理，男子的气血特点是偏于阳道实，腠理粗糙致密，食量大，若逢轻度的阴道虚之证，其脉气口大于人迎，容易康复；同样女子的气血特点是偏于阴道虚，腠理细腻疏松，食量小，若逢轻度的阳道实之证，其脉人迎大于气口，容易康复。《脉经》言"左大顺男，右大顺女"，是指男子以左手人迎脉大为顺，女子以右手气口脉大为顺。在古人的思想里，男子当显刚健之男子气概，以顺乾德，故以阳道实的左大为顺；女子当显柔顺之慈祥形态，以顺坤德，故以阴道虚的右大为顺，此亦符合男女的气血特点，当然是中和之中微微有偏为顺，不可偏离太过。

虽然丹溪先生在人迎气口的认识上存在误区，但丝毫不影响他医道所达到的高度，他的诊断体系是完备的，能够涵盖疾病的各种病机。

八、小结

很多人习惯地认为与临床无关的杂论不是学习的重点，他们会在临床中精练各种技法，将学习当成崇高的工作，生活为课余的休息。故会认为学习比生活重要，学习重点知识比学习杂论重要。如此将生活与学习分离，就说明所学非道。

道的特点是不可离，可离非道。所以中医之道贯穿于生活的方方面面，生活的各方面也都是我们体会中医之道的学习之所。若将生活与学习分开，将重点与杂论分开，就说明内心有功利心使心不正。保持正心在生活中观察，处处都是天地之理，这些杂论中也都是宝贵的格物致知的智慧。

无论是临证还是日常生活，正心都是非常关键的一个环节。临证时如果心不正，就不能够看清楚疾病的真相，病机不明便慌乱处方。如此纵有神方妙药，不对其机不得其用，难以有效。生活与学习之中如果心不正，努力则是混乱的，没有在关键的点上下功夫，再努力都是在绕路，难以让生活与学习有序平稳地进步。

学医最贵的是正心明理，"至诚无息"，正心诚意地去体会一切便是中国文化，中医之功夫不仅在看病的瞬间，更是在与日常杂事的相处之中，在日用的生活之中。

第七章

走出丹溪，再品经典

中医是道学，中国文化的所有分支都是道学。此道学非某一家所言独特的道，而是老庄孔孟所谈的共同的道。此道即是天地运行的规律，是太阳东升西落、一年四季流转、万物并育而不相害的内在原理。

一、回归经典的指引

中医是道学，中国文化的所有分支都是道学。此道学非某一家所言独特的道，而是老庄孔孟所谈的共同的道。此道即是天地运行的规律，是太阳东升西落、一年四季流转、万物并育而不相害的内在原理。

中医之所以能取得稳定的高疗效，皆在于医生能够掌握这个道，并顺应此道以干预人体。明医即是洞悉此道，并能够于临床中行出此道，故古之明医非其技术神奇，一切的神奇皆是顺应道的规律使然，医生只是道之载体。

现代人每听到古代明医的神奇疗效，便认为其掌握了某项绝技，故而不惜花大价钱四处找寻绝技，如此四处苦学实际已远离了学医的规律，"其出弥远，其知弥少"。学习了一堆绝技后便会发现，神奇的疗效只存在于广告宣传中，临床中真正满意的效果属于极小概率，这种不源自道的绝技古代称为奇技淫巧。

内心要去追求技术和找寻道这是两条皆然相反的路。如果心处于中正安舒的状态，自然会对自然中的规律充满好奇，自然愿意探索天地与人体的规律。会阅读经典，并很快能通过经典体会到这些规律，这完全是顺应天性自然成长为明医。相反，如果心不中正，想要学一门独特技术以炫耀，让自己成为别人敬仰的神医，或者依仗独门绝技脱贫致富，说明心已被名利蒙蔽。在此状态下学医，必然会被看似是捷径的绝技所诱惑，会苦苦追寻"大师"，痛苦坚强地前行。如果内心还保持着对医学基本的敬畏，就会一直痛苦前行，但始终达不到满意的疗效；如果心彻底被蒙蔽，就会放弃追求医学真相而将自己包装成大师，医学乱象由此而生。现在很多人学习经典，就是期盼着从经典中找到可以成为大师的绝技，而且以学经典为旗号追求中医成功学的教育理念已渐渐开始流行，这对经典的学习是灭顶之灾。经典里没有绝技，有的是比任何绝技都真实实用的规律。只要心保持中正，反复阅读经典，必能体会到真实不虚的规律，临床疗效才会真实地有所提升。所以学习中医正心是最重要的，也是最容易被忽视的。正心修身，君子务本，本立而道生，正心探索人体与天地的规律为学医之本。

"道可道，非常道"，道不是用来言说的，道是恒定不变的规律，它就在那里。只要我们静下心来按照经的指引便能真实地体会到，这种体验没办法用语言准确表达。而且如果用语言不停地说，便不能够安静下来，就不能够体会到道。如同世界的色彩闭目者无法看到一样，这时只需要按照指引使闭目者睁开眼便可以真实地看到。色彩用语言是难以描述的，闭着眼的如果被描述色彩的语言迷住而不去睁眼，则不可能看到颜色。

经典所载的道，不是让我们陷入对道的深深思考之中，也不是让我们死记硬背地记住描述道的语言，而是让我们真实地体会到这个道，行出这个道。因此学习经典，要按照经典的指引一步一步地去体验，便能够看到真实存在于人体内部、主宰人体变化的规律，便能够明明白白地看清疾病的根源。如此临证既明白疾病是如何治好的，又明白疾病为什么没有治好。只有明白地临证才能让真正的医者心安。

学中医不能过于用力而错失经典，亦不能不努力而盼望着不劳而获。需要先让大脑安静下来，然后在经典的带领下切合进经典的道路，以至诚之心反复细腻真实地体验，形成系统的合于道的思维，如此才能获得真正的中医功夫。

二、顺应经典之道

经典并不善于论证，他直接告诉你真理是什么，并告诉你看到真理的方法，你只要不抗拒按照经典的指引，就能真正地看到真理。就如同天上的太阳悬挂在空中，太阳一直默默地照耀温暖我们，而忙碌的我们却未曾抬头去看。这时有人指引我们去看天上的太阳，只要我们放松下来按照指引抬起头去看，就会真实地看到太阳，并由衷心地发出感慨：原来古代圣人所描述的太阳真实存在，而且与古人描述的一模一样。此时内心的感觉便是"如惑之解，如醉之醒"。经典所记载的就是我们一直日用而不知的真理，这真理真实存在，只是我们很多时候一直没有察觉。经典就是带领我们去体会到这个真理，并在临床中运用这个真理，从学到用都是简单、真实、直接。

通读几遍《内经》就会知道经典的文字并不深奥，所说的道理似乎也并不晦涩难懂，并不像故弄玄虚的人所吹嘘的那么玄妙莫测。经典的文字是朴实的，道理也是朴实的，很多人没办法产生认同感，甚至不知其所云，这说明他们的心并不朴实。《素问》第一篇《上古天真论》是全书最关键的一篇，这一篇最容易懂，却最难做到。这一篇首先明确人的最大问题是失去了天地的滋养。这里摆出两条路，一条是回归上古天真之路；一条追随今时嗜欲无穷之路。一条路是"法于阴阳，和于术数，食饮有节，起居有常，不妄作劳，故能形与神俱，而尽终其天年，度百岁乃去"；另一条路是"以酒为浆，以妄为常，醉以入房，以欲竭其精，以耗散其真，不知持满，不时御神，务快其心，逆于生乐，起居无节，故半百而衰也"。所谓皮之不存毛将安附，没有天地的滋养，一切都是虚幻的。

我见到大部分读经的人都是嘴上说着要去走第一条路，而实际却行在第二条路中。老子曰："吾言甚易知，甚易行。天下莫能知，莫能行。"经典所言第一条路甚易知，甚易行，但是人们都拧着一股劲而不去知，不去行。这拧着的一股劲便是宋理学家所说的私欲，只有去除这个私欲才能够彰显天理。

学中医就是要明天理与行天理，在生活中细腻真实地体会到天地之理，并顺应天地之理使自己生活美满幸福；在临证中真实地诊察病人逆天地之理之处，使其顺应天地之理恢复健康。所以学医首先要放下私欲，去体验天理，体验天地滋养所带来的幸福，按上古圣人的教育去生活。

"夫上古圣人之教下也，皆谓之虚邪贼风，避之有时，恬惔虚无，真气从之，精神内守，病安从来。是以志闲而少欲，心安而不惧，形劳而不倦，气从以顺，各从其欲，皆得所愿。"

顺应天地之理生活，生活会轻松容易，对所欲求之事并不是通过抗争与夺取，而是顺势而为，自然的实现。所以顺应天理地学习中医，不需要过度拼搏，只是顺应规律自然就会成为明医，就如同小树自然会长成大树一样，而过度拼搏恰似拔苗助长。

学习中医的过程应当始终保持合于道的生活状态，即如经典所要求"美其食，任其服，乐其俗，高下不相慕，其民故曰朴。是以嗜欲不能劳其目，淫邪不能惑其心，愚智贤不肖，不惧于物，故合于道。"一定要时时反省，是否被嗜欲与淫邪所困。当我们不能够体会到当下的快乐，就会幻想未来有朝一日的快乐，如此身心便不合于道，人就开始痛苦，并期望以痛苦为代价来换取未来的快乐，却不知只要当下不合于道，却还不知道回来，将来只会越走越远，也就离真正的快乐越来越远。学中医也要在学习的过程中始终保持上古天真状态，这样理解《内经》就变得自然顺利，自然会应用于临床，也会在学医的过程中少走弯路，越来越明达。

中国文化与中医都讲究终始，终始即是停止以前的惯性，停止

经典视角下的明医解读——朱丹溪

对遇到的问题胡乱猜想，停止以自己的意志控制事物变化的野心，静下来回到上古天真之中，便能看到问题内部最本质的原因，便能够顺应规律去帮助事物使其变得更加美好。中医学亦是如此，停止对基于疾病表现的胡乱猜想，停止编造各种医理，按照经典的指引真实地体会天地，体会天地中确实有一个气在推动四时的变化，这变化与《四气调神大论》所描绘的一致；体会到阳气与阴气在自然界与人体之中的变化，这变化与《生气通天论》所描述的一致。如此一步一步知行合一，中医功夫自会在无形之中增长。

三、要习惯用中医的语言描述人体

语言是思维的表达。所谓存天理去人欲并非什么都不想，而是会更加省力高效地运用自己的思维，让思维简单高效对临证来说至关重要。如果认为恬淡虚无是通过远离世俗生活而获得，那便不是真正的恬淡虚无。当病人出现在我们面前，我们只顾自己而对疾病漠不关心是错误的，慌乱地对疾病胡乱猜测、紧张地纠结于疾病也都是错误的。以诚意的心表达疾病的感受，才是真正的恬淡虚无。诚意地面对疾病便会形成诚意的思维，也会诚意地用简单的语言，真实准确地描述心中的感受。现在很多人觉得《内经》难懂，是因为自己的思维过于复杂，不像经典作者那样省力高效，也没有习惯源自这种思维下简单的语言表达。

当一个人真诚地微笑，微笑反映出的是内心的欢喜。那么如何用语言来表达这个微笑？如果以现在科学培养的思维描述：双唇轻启、牙齿半露、眉梢上推、脸部肌肉平缓向上向后舒展。这种对面部表情的描述可能很准确，但有一个问题，这些描述没有表达这个人内心的状态。这些面部表情是因为内心喜悦而自然地显现，内心喜悦是关键，而外部的表现是反映内心的状态。如果要和这个人互动，知道他的内心状态是最关键的。而上面的描述没办法表达这个关键，虽然我们知道了很多表现，却没办法和他非常好地互动。这些描述把重点放在了外部表现，却忽略了最重要的人的内心状态。放松下来自然会用语言表达人的这种内心状态，不需要特殊训练，只要回到天性之中便可，只是我们并没有觉察到这种描述的精妙，大家常常会说：这笑容就如同春天的花儿一样。这就是最简单最真实的描述。如果我们能够体会到这个微笑所传达的内心欢乐，就会知道，与我们看到春天花儿开放时的美好心情，这两个感觉是一致的，这个描述无比贴切。短短一句话，就描述了一大堆语言所不能描述的核心关键，这就是中国人的思维习惯，是保持天性的思维，这思维我们习惯称之为：取象比类。

取象比类的思维非常容易遗忘。当我们遗失天性后，再去看这个描述就会感觉莫名其妙：春天的花朵与微笑的面部表情之间，似乎没有任何指征可以联系。我们甚至会怀疑这个体会是不是神经质的胡思乱想。无论科技怎么发达，都没办法证明这二者之间的联系。但只要我们放松下来，恬淡虚无地在天地间生活，就不会怀疑这个描述的准确性。因为这种体会是真实的，就如同我们不会怀疑天上有一个太阳一样。春天的小草、夏天的花朵都不是这个感觉，春天的花朵恰到好处。

中医就是用中国人的思维习惯诊察人体的医学，这个医学是真实客观的，只是经西方科学教育所培养出来的有知识的人，往往失去了天性，故而不知其所云。疾病只是人体内在气失衡的外在表现，从细节上记录这些表现，并不能反映最关键的内在气的失衡状态，这些记录也无助于找到与病人良性互动的优佳方案。基于表象的归纳总结都是经验，基于表象的推演都是猜测，所以真正的医学应该通过表象，看到所反映的内在气的状态，需要穿透表象看到本质。针对内在气的真实诊察，需要回到恬淡虚无的天性之中。表达内在

经典视角下的明医解读——朱丹溪

气的状态，则需要形成取象比类的思维习惯。

取象比类的思维，能够既简单又真实地表达出病人内在气的状态，《内经》就是以此思维在描述人体。只要内心没有抵抗，愿意走上古天真之路，读一段时间的《内经》，便会回归到这个思维。随着思维回归天性，我们便会觉得经典非常亲近，会自然喜欢读经典，会不再习惯紧张的思维方式，甚至不知道怎么再让自己紧张起来思考，便会真实地体会到：经典所言的就是我们所感受到的，就是真实的世界与真实的人体。

北方、寒、水、咸、肾、骨，这些看似没有任何指征相关联的事物，在取象比类的思维里，就能真实容易地看到它们一致性。这不是大脑通过联想使它们产生关联，也不是通过逻辑推理，只要静下来就能真实地体验到这份一致性，都是"气沉降"的感觉，无论科技怎么发展也没办法推翻这种真实的体验。只要真实地诊察出病人气的状态，就能够与病人产生良性的互动，尽可能地引导病人的气向更加和谐的方向发展。

以此思维临证，既不是在前人的经验中找寻治疗某病的方法，也不是看着病人的症状胡乱猜测联想，这些都是头脑在躁动下的行为，都没有真实地看到病人气的状态。让头脑安静下来，只要安静下来便会自动去捕捉病人内在的气。通过病人的形色与脉证，真实地诊察病人气的偏离状态，如此"以治则无过，以诊则不失矣"。

四、《素问》的脉诊体系

以恬淡虚无的心，取象比类的思维读《内经》，就是与经典相互融合的过程，既非以征服之心去驾驭经典，也非被动地灌输学习经典内容。在融合的过程中，所体会的天地与人体之理越来越明。在明理的过程中，最容易卡住的关卡便是脉诊，这是连接天地与人体的关键，是在临床中应用所学之理的关键，也是能够更加深入精细体会人体之气变化的关键。

《内经》中讲脉诊的篇章是《脉要精微论》《平人气象论》《玉机真脏论》《三部九候论》，这四篇论在经典中是承上启下的作用。很多人读经典，读到论脉的章节之后就没办法再继续理解经文了，这是因为一方面经文以取象比类的思维在描述脉搏的感觉，这种描述比较抽象没有客观指征可以把握，故而经文虽形容得非常形象，但是读起来却易让人感到一头雾水，不知其所云。另一方面，随着历史的发展，《三部九候论》中的遍身诊法已不再应用于中医临床，取而代之的是独取寸口诊脉法，这个体系的丢失造成了经文难以理解。

从篇名便可知内容，《脉要精微论》所讲的是从精微之处诊脉，通过脉搏的微细变化诊断疾病。后世通过摸脉诊断病名皆是从此论发展而出，故此论为微观诊脉之大要；《平人气象论》讲述的是人体之气能够表现的各种形象，这些形象可以归为五类，此五类即是代表五行特性的五脏，这五类之中又有平、病、死，以知病之所在部位与轻重；《玉机真脏论》是通过脉诊穿透疾病的表象，找到真正的病机所在，此病机极为珍贵，故以玉为喻；《三部九候论》讲述了遍身之中九处搏动之脉的意义。

无论是中医还是西医，诊断最重要的就是两点：病位与病性，没有对这二者的明确诊断，则治疗无从下手。《平人气象论》是讲述通过脉诊判断病位，这病位是五脏体系所认为的病位；《玉机真脏论》是讲述通过脉诊判断最本质的病邪性质，即病机。无论你是否上知天文、下知地理、中通人事，也无论你掌握多少神方绝技，落到看病的实处，决定医术关键的最重要因素，是能否做到真实地知道病位所在与导致病变的最根本病机。所以停止四处求索，静下心来把这两篇的关键章节读懂，并能够在临床中无惑地应用，这是学医之人的重中之重。

中医眼中的病位与病性不同于西医的定义。我们回归中医学对疾病与人体的认识，人是由有形的实体与无形的气组成。无形之气源自于天地，人一出生便禀赋了此气，此气柔软平和、健运不息，只要始终保持上古天真的天性，人就会自然健康无病，永远得到天地的滋养。在此状态下人体之气与形体是相生关系，人的形体在气的滋养下柔软有活力。健康状态下人体之气能够与天地之气相感，随四时变化而变化，春天会滋养形体生，夏天长，秋天收，冬天藏，人之形体亦会随之而产生相应变化，虽有虚邪贼风不能为害。此即所谓"恬淡虚无，真气从之，精神内守，病安从来"。

人体之气处于健康状态最形象的形容便是"从心所欲，不逾矩"，气能够随外环境的变化而变化，一切变化都是源自于天性自然的本心。遇到寒则会自然地收紧，遇到热则会自然地舒展，需要生气则会适当地激动，需要欢笑则会适当地活跃，一切变化自然发生且符合规矩，不会过激亦不会压抑，不会产生错乱不合于理的反应。如此人体之气始终如水一样柔软滋养身体，这便是圣人的教育，不是道德规范的约束，而是回归天性的自然。

人体之气若因外感六淫、内伤七情、饮食劳倦等诱因的影响，导致体内之气失于平和，则会表现出木火土金水五种特性之一，这五种特性过激，则不能够顺应外界应机而变，亦不能和谐地滋养人体，人体会表现出各种不适，继之影响形体，使有形形体损伤。此气之失衡是一切不适症状的根本，一切不适只是气失衡的外在表现，此气的偏性即是病机。此气一有异常，处于天地滋养的人体便会感觉到不适，此不适既是气异常的表现，又是人体中和之气欲纠正偏离以回归正常的反应。中医治疗之目的，只在于顺应人体中和之气的方向以辅助人体恢复中和，此即丹溪先生所言"随时取中"。

若失衡之气没有及时修正，就会影响形体而产生形体改变，形体的改变会沿统一的象而变化，此形体变化的象即是藏象，此藏象即是病位。人体藏象有五，肝、心、脾、肺、肾，这些象外包括肢节病，内包括实体脏腑病，皆可以此五藏象而统之。形体一旦变化，人体之气就更加偏离中和，需要较长时间的静养，以使气平并使受伤的形体渐渐恢复。如果不及时纠正，会进一步损伤形体，或至一脏损伤严重而绝，或由一个藏象转为另一个藏象病，此即为疾病的传变。传变沿一定的规律而变化，或死或不死都有其规律。"五脏受气于其所生，传之于其所胜，气舍于其所生，死于其所不胜。病之且死，必先传行，至其所不胜，病乃死。"

大的人体是如此，小的脉搏亦是如此。血管壁就相当于人有形的身体，血管内的血液就相当于人体内无形的气血。健康状态下的血液是柔和的，能够滋养血管壁，血管壁在滋养下柔软有弹力。血液会随着四时变化而随之变化，故脉搏会产生春弦脉、夏钩脉、秋浮脉、冬营脉。血管在血脉的滋养下会产生中和的五藏象，即平肝脉、平心脉、平脾脉、平肺脉、平肾脉。当人体之气不平和时，血脉搏动亦会失于平和，会呈现春脉太过与不及、夏脉太过与不及、秋脉太过与不及、冬脉太过与不及、脾脉太过与不及这十种病机脉，具体气的特点详细记载于《玉机真脏论》之中。气长久处于病态会使脉管得不到润养，而呈现病肝脉、病心脉、病脾脉、病肺脉、病肾脉五种藏象脉。如果继续失治误治，会使相应的形体衰竭，脉管亦会因长久失养而呈死肝脉、死心脉、死脾脉、死肺脉、死肾脉。凡见死脉，则身体不能够得到天地的滋养，只能与之短期，无回天之力。具体脉之形体所展现的特点详细记载于《平人气象论》之中。

无中生有，经典真实细腻地展示了人体从原本的恬淡虚无，到产生看不见的气的病变，到形体发生病变，到形体彻底衰竭。整个过程没有一点点的推理与猜测，全是真实的记录，真实记录了每一个病机与病位的色、脉、证的表现，每一个病机的发病病因，加重因素，随时空变化而间甚，病机如何影响病位，如何引起藏象变化，藏象之间的传变，只要我们静下心来在临床中观察，会发现这些记载非常真实。

《平人气象论》与《玉机真脏论》用的是取象比类的语言在描述脉象，如果不是足够放松、足够的明理，再加之没有大量的临床细心观察，就难以体会到这种描述。为了更好地让没有养成取象比类思维的同学明白，下面我试着用现在科学的语言与取象比类的语言结合来翻译经文所描述的脉象，只是为了让大家更好地读懂经典，使经典变得更加真实。

五、《玉机真脏论》的病机脉法

"黄帝问曰：春脉如弦，何如而弦？岐伯对曰：春脉者肝也，东方木也，万物之所以始生也，故其气来，软弱轻虚而滑，端直以长，故曰弦，反此者病。帝曰：何如而反？岐伯曰：其气来实而强，此谓太过，病在外；其气来不实而微，此谓不及，病在中。"

"夏脉如钩，何如而钩？岐伯曰：夏脉者心也，南方火也，万物之所以盛长也，故其气来盛去衰，故曰钩，反此者病。帝曰：何如而反？岐伯曰：其气来盛去亦盛，此谓太过，病在外，其气来不盛，去反盛，此谓不及，病在中。"

"秋脉如浮，何如而浮？岐伯曰：秋脉者肺也，西方金也，万物之所以收成也，故其气来轻虚以浮，来急去散，故曰浮，反此者病。帝曰：何如而反？岐伯曰：其气来毛而中央坚，两傍虚，此谓太过，病在外；其气来毛而微，此谓不及，病在中。"

"冬脉如营，何如而营？岐伯曰：冬脉者肾也，北方水也，万物之所以合藏也，故其气来沉以搏，故曰营，反此者病。帝曰：何如而反？岐伯曰：其气来如弹石者，此谓太过，病在外；其去如数者，此谓不及，病在中。"

"脾脉者土也，孤脏以灌四傍者也。帝曰：然而脾善恶可得见之乎？岐伯曰：善者不可得见，恶者可见。帝曰：恶者何如可见？岐伯曰：其来如水之流者，此谓太过，病在外。如鸟之喙者，此谓不及，病在中。"

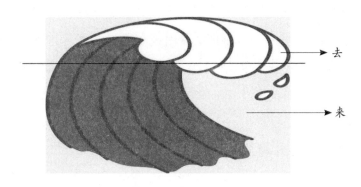

去

来

图3 "来去"示意

《玉机真脏论》描述的是脉搏中气的来去。很多人认为脉搏搏起为来，回落为去，这就很难摸清楚脉的来去，因为我们没有办法追踪脉搏回落的感觉。我们的手指向下按压脉搏，搏起的脉搏向上冲击手指会产生各种感觉，而脉搏向下回落与手指下按之力是同方向的，我们只能知道脉搏在回落，不能从回落中提取脉象信息，所以脉搏的来去不是搏起与回落。

古代的演员一上台需要先摆一个姿势，亮一个相，以表明自己所扮演的身份。要下台之前也会再亮一个相，以表明所扮演身份的结束。一上台的相为来，临下台的相为去。同样脉亦是如此，在从脉搏一启动时会呈现一个象，此为气来之象；在脉搏搏到最高点时会呈现一个象，此为气去之象。

人之脉搏在自然之中的景象便是浪花：海浪从水中涌起为"来"，涌起到最高处会漾起一个浪花后回落，此漾起的浪花为"去"。（图3）用手指的触觉来感受病人的脉搏搏动，感受脉搏搏起与回落之前所呈现的象，这个象由脉搏冲击的速度与血脉的充盈感所组成，会有各种变化，会出现《玉机真脏论》所描述的气的来去变化。

若要在脉搏的搏动过程中，准确体会到"脉搏之气的来与去"所呈现的象，手指下按的力度非常重要。如果下按力量过重，手指会阻碍脉搏的搏起，使脉搏的"去"不能如实展现；如果下按力量过轻，虽不阻碍脉搏的搏动，但是由于力量过浅，又没办法诊察到脉搏从深处"来"时所呈现的全貌。

手指最合适的力度是既能够探查到脉管的深处，又不阻碍脉搏的通过，这力量如海面上的小舟一样，随着海浪的起伏而起伏。手指放松地置于脉管之上，当脉搏回落时，手指随着回落而深入到脉管的中央；当脉搏搏起时，手指随着搏起而被顶起。手指随着脉搏而自然起伏，如此既能够在脉搏一搏起时，便清晰地诊察脉气之"来"的状况，又能够在脉搏的最高点充分地展现气之"去"的景象。

为了客观地描述脉象，我们先定义一系列方位，以防止产生误解。

读者端坐于书桌前，左手掌心向上放于身体的前侧书桌上，指尖向前我们暂以此为准定前后左右上下中这几个方位：向手指末梢的方向为前，向身体的方向为后；向地面的方向为下，向天棚的方向为上；向桡侧为左，向尺侧为右。

在脉上下左右的中间沿前后画一条线，此线的位置便是中线。手指按于中线上，在指下前后左右的中间点为中点，此点正位于指尖的中央。

无论寸关尺哪一步脉，手指下的脉搏感觉是脉搏从中点向上搏起，并带动前后左右发生相应变化，便呈现不同的脉象。

◇ 春脉肝木：弦

"春脉者肝也，东方木也，万物之所以始生也，故其气来，软弱轻虚而滑，端直以长，故曰弦，反此者病。"

正常的春气之象为气处于微微郁滞的曲直象。

气在搏起时有微微的郁滞，感觉指下脉搏来时柔软滑利，气流沿中线前后呈一条线从下向上搏起，如同摸到柔软的丝弦。

气来时力量较强，去时只是力量变弱没有其他变化。

这种脉会在春天健康的人身上摸到。如果春天摸不到这种脉，就说明人体当下不能很好地得到春气的滋养，为身体不平和的病态。

此时或可出现其他季节气之病，或会出现春气太过与不及之病。

"其气来实而强，此谓太过，病在外；其气来不实而微，此谓不及，病在中。"

春脉无论太过还是不及都会有春气之弦象：

春脉太过的脉搏表现为气一来的速度非常快，快速猛烈地撞击手指，之后缓缓地去。来时速度快力量强，去时速度缓力量弱，能明显摸到脉之来而不易摸到脉之去，这说明气在一发动的时候受到了郁滞，过强的气去撞击这个郁滞所致。

春脉不及的脉搏表现为气一来的速度非常快，而力量不强，脉之来是微弱的气快速地从下向上搏起，之后速度放缓而去，这说明微弱之气在内里受到了郁滞。

春脉太过与不及都是在脉气来时速度快，去时速度缓。

◇ 夏脉心火：钩

"夏脉者心也，南方火也，万物之所以盛长也，故其气来盛去衰，故曰钩，反此者病。"

正常的夏气之象为气处于生长壮大的炎上象。

气在搏起时微微的膨胀，感觉指下之脉来时气比较饱满，气流由中点向前后左右四周膨胀扩展开，因为同时向四周扩散故会感觉脉象比较盛大。

来时盛大，去时没有继续膨胀而是逐渐缩小，容易摸到脉之来，不易摸到脉之去。

"其气来盛去亦盛，此谓太过，病在外；其气来不盛去反盛，此谓不及，病在中。"

夏脉的特点是盛大，正常的盛大只出现在脉之来。

如果脉来时盛大，去时也盛大，这说明夏脉太过，气处于过于膨胀的状态。

如果脉来时不甚盛大，去时忽然明显盛大，指下的感觉是在脉搏临回落之前将手指使劲向上顶起后再回来，这说明夏脉不及，气处于膨胀但内里已经空虚的状态。

体会夏脉可以观察水煮沸过程中的气泡：在水要沸腾之前，水中的热量向上涌使表面微微鼓起，大量的水上下流动，还没有形成大的气泡，这种状态就如同正常的夏脉；当出现大量的气泡涌起时，就如同夏脉太过；当水凉下来，还有几个气泡从水底向上冒，气泡在水底时比较小，越向上浮水泡越大，至到达水的表面忽然变大，之后破裂，这就如同夏脉不及。

夏脉太过与不及都会呈现去盛之象，会明显感觉到气在临去之时忽然壮大，之后才回落，此是夏脉独异于其他脉之处。

◇ 秋脉肺金：浮（毛）

"秋脉者肺也，西方金也，万物之所以收成也，故其气来轻虚以浮，来急去散，故曰浮，反此者病。"

正常的秋气之象为气开始微微内收的从革象。

气在搏起时速度稍快，慢慢速度逐渐减慢，在临去时脉气轻轻地敲击脉管，形成极小的力量四下分散，如同海浪轻击岩石溅出无数水沫。这说明气从表层往里收，内里之气因为表的内收而在表层有微微的郁滞。

秋肺浮脉之气来急是因为表有郁，而春肝弦脉之来急是因为里有郁。

秋肺浮脉之来为稍快，而不似春肝弦脉之来急促，秋肺浮脉似骑车爬坡之前速度变快一些，在坡底速度稍快，越接近坡峰速度越慢。

秋脉的特点是浮，脉之气会在脉管表层产生对抗，故有去散之象。

"其气来毛而中央坚，两傍虚，此谓太过，病在外；其气来毛而微，此谓不及，病在中。"

如果脉来沿中线处脉搏力量较强，而脉之左右两侧力量较弱，形成中央坚、两傍虚，说明气在表层郁滞产生实强的对抗，为秋脉太过。

如果只是中线处力量微微强，且两傍很微弱，说明微弱之气郁于表层，为秋脉不及。

◇冬脉肾水：营

"冬脉者肾也，北方水也，万物之所以合藏也，故其气来沉以搏，故曰营，反此者病。"

正常的冬气之象为气处于闭藏的润下象。

此时气被闭藏于内里，气一方面被收藏于内里，同时内里亦有搏起之势，所以气来之象为在脉管的底层向上搏起之象，搏起的高度不很高，故曰沉以搏。

冬脉的特点是收藏，不能够得到舒展。

"其气来如弹石者，此谓太过，病在外；其去如数者，此谓不及，病在中。"

如果脉搏起时因为脉管的紧而费力地向上搏起，脉管的紧就像在脉搏的顶上压了一块石头一样，气来如同在顶着石头搏起，为冬气太过。

如果脉搏在搏起到顶端没有丝毫的舒展，脉去之前快速地一收，之后脉搏回落，如同脉搏在顶层打了个寒战，此为冬气不及。

◇ 四季脾土：代

脾不主时，故任何时间见到脾脉即是病脉。

"其来如水之流者，此谓太过，病在外；如鸟之喙者，此谓不及，病在中。"

其他四脏脉的搏动特点，皆为从指下之中点向上搏动，力量由中点或向四周扩散，或沿中线上下扩散，独有脾脉之气不是上下搏动，而是从后向前的滚动。

体会一下手指放至在流动的水流之上，指下会感觉水从手指的一侧流向另一侧，脾脉即是如此。感觉指下的脉从后往前滚过，先在指端的一侧感觉到脉搏把手指的一侧掀起（以下简称"掀手"），之后又滑到了指端的中央，又从另一侧滑出。

如果手指的两侧都感觉到明显的掀手感，脉搏如水一样从指下流过，此为脾脉太过。

如果手指的一侧感觉到掀手感，脉在前进的过程中力量越来越小，不能从另一侧流出，形成一个抛物线样的感觉，此抛物线的形状即如同鸟嘴的前端，此为脾脉不及。

人体脉搏之气无论怎么变化，病态的气有且仅有如上十种变化。

无论病人的病情多么复杂，找到最根本的病机是诊断的关键，不要觉得摸脉复杂，这是最客观真实也是最简单的诊察病机的方法。

只要回归取象比类的思维去感受指下之气，而不是用某些指标来评测，便会清晰地体会到经典所记载的非常真实，就是以上几种来去之象。

只要先心领神会地体会到十种异常的病机脉，在心中知道十种脉的特点，临证时静下心来，随着脉搏的搏动体会脉气的来去，体会来去时脉搏的力量与速度所呈现的象，必是这十种病机脉之一，且不会同时相兼出现两种病机脉。

清楚地知道病机脉，再以色与证相验证，以确定病机，治疗围绕着病机展开论治，诊则不失，治则无惑。

六、《平人气象论》的五脏脉法

"夫平心脉来，累累如连珠，如循琅玕，曰心平，夏以胃气为本。病心脉来，喘喘连属，其中微曲，曰心病。死心脉来，前曲后居，如操带钩，曰心死。

平肺脉来，厌厌聂聂，如落榆荚，曰肺平，秋以胃气为本。病肺脉来，不上不下，如循鸡羽，曰肺病。死肺脉来，如物之浮，如风吹毛，曰肺死。

平肝脉来，耎弱招招，如揭长竿末梢，曰肝平，春以胃气为本。病肝脉来，盈实而滑，如循长竿，曰肝病。死肝脉来，急益劲，如新张弓弦，曰肝死。

平脾脉来，和柔相离，如鸡践地，曰脾平，长夏以胃气为本。病脾脉来，实而盈数，如鸡举足，曰脾病。死脾脉来，锐坚如乌之喙，如鸟之距，如屋之漏，如水之流，曰脾死。

平肾脉来，喘喘累累如钩，按之而坚，曰肾平，冬以胃气为本。病肾脉来，如引葛，按之益坚，曰肾病。死肾脉来，发如夺索，辟辟如弹石，曰肾死。"

细细地品读这段文字，这段文字是在用比喻来描述脉搏的形状。脉搏的形状是因为脉管中的血液冲击脉管，脉管壁鼓起后产生不同的形状感。血管壁相当于一个容易变形的容器，容器中盛满了不停晃动的液体，液体长时间有偏向地冲击血管壁就会造成血管壁变形而产生各种形状，我们可以通过血管壁的形状判断当下病人所呈现的病象。

血管壁是有弹性的，血液冲击有弹性的血管壁，在冲击的过程中血管壁的弹力发生变化，在血管壁弹力最大的时候是摸脉形状感最佳的时机。脉搏刚来与临去之时脉管的阻力都不大，能够清晰地摸到气的状态。在来与去的中间点脉管对脉搏的阻力最大，能够充分地展现出脉的形状，是摸五脏病象的时机。这时候脉管被脉搏冲击而鼓起，因为脉管各个方位的阻力不同，会展现出各种形状。

◇ 心脉

"夫平心脉来，累累如连珠，如循琅玕，曰心平。"

正常的心脉脉管的形状如同连起来的珠子，脉搏鼓起时脉管中点鼓起最高，左右前后随之均匀地鼓起，在脉管搏起时形成半球形，且脉管表层光滑柔软，如同摸到细腻的美玉一般。

"病心脉来，喘喘连属，其中微曲，曰心病。死心脉来，前曲后居，如操带钩，曰心死。"

体会一下将正常如珠的脉管左右挤压，就相当于把一个球轻轻拍扁，此时脉中点鼓起最高，向前后均匀地延展，如车轮状，亦如钩子般。表面仍旧光滑，且并没有被挤压得很扁为心病；表面失去光滑，脉管枯燥没有柔软的弹性，为心死。

◇ 肾脉

"平肾脉来，喘喘累累如钩，按之而坚，曰肾平。"

正常的肾脉与心脉外形相似，只是多了中点表层的坚硬，脉之中点坚硬，前后左右相对保持柔软。

"病肾脉来，如引葛，按之益坚，曰肾病。死肾脉来，发如夺索，辟辟如弹石，曰肾死。"

随着中点的坚硬感越来越强，并向四周扩展使周围也变硬，则有肾病与肾死象。

如果脉还有一定的柔和感，像是按到葛一般，虽然坚硬下按之内里微微柔软，为肾病；

如果脉管表层硬度增加没有弹性，如同按到锁链一般，亦如同按于石头之上，为肾死。

心病之脉与肾病之脉发展趋势不同：

心病是随着病情的加重，脉管整体失去弹性，但没有坚硬象，脉管左右会越来越窄，枯燥感沿前后扩展。

肾病随着病情的加重，脉管会有坚硬之象，坚硬之象向四周扩展，脉管前后左右都坚硬。

◇ 肺脉

"平肺脉来，厌厌聂聂，如落榆荚，曰肺平。"

"厌厌聂聂"很多人不知何意，体会这四个字发音时气流在口中穿过的感觉，是气流低而快的震动感。

正常的肺脉是脉搏搏起时，中点的高度微微高于前后左右，没有很高的鼓起，如同成熟掉落的榆钱一般，中间微微鼓起稍硬，四周绵软。

"病肺脉来，不上不下，如循鸡羽，曰肺病。死肺脉来，如物之浮，如风吹毛，曰肺死。"

当脉搏搏起时摸不到中央高于前后，脉管前后硬度相等连成线，左右柔软，形如鸡羽，为肺病；随着病情的加重，脉之形仍然像鸡羽毛，而前后中线变得非常柔软，脉不再像粗硬的羽毛，而是像柔弱而微的鸡绒毛，则为肺死脉，后人亦有形容这种脉如虾游。

◇ 肝脉

"平肝脉来，耎弱招招，如揭长竿末梢，曰肝平。"

正常的肝脉，脉管沿中线前后相连，脉管左右亦向中线处紧缩，整体脉管有弹力，如同摸到柔软的竹竿末梢一样。

"病肝脉来，盈实而滑，如循长竿，曰肝病。死肝脉来，急益劲，如新张弓弦，曰肝死。"

随着脉管左右向中线处紧缩力量的增加，脉管的韧性逐渐减低，如果脉管表层仍旧光滑有韧性，则为肝病脉。

如果脉管像绷紧的弓弦一般，非常坚硬，按之没有弹性，为肝死脉，后人亦有形容这种脉为如循钢刀。

病肺脉与病肝脉脉形相似，都是脉沿中线前后相连，没有中点高起的弧线，不同处是肺脉脉管左右柔软，故如鸡羽；肝脉脉管左右紧张，故如长竿。

◇ 脾脉

"平脾脉来，和柔相离，如鸡践地，曰脾平。"

正常的脾脉特点是搏起时没有中点或中线的强硬，而是脉向左右平铺展开。其他四脏脉都是在中点或中线处脉形明显，而只有脾脉如粗腰带一般，脉形均匀宽大，如鸡足踏地般铺展。

"病脾脉来，实而盈数，如鸡举足，曰脾病。死脾脉来，锐坚如鸟之喙，如鸟之距，如屋之漏，如水之流，曰脾死。"

观察一下举起的鸡足，鸡足之外周为骨关节坚硬，而中为多肉的足掌，所以如鸡举足形容中央软两边坚。

病脾脉的特点是脉管较宽，脉管左右两边的硬度稍为强于中央，中央柔软饱满。

脾死脉有两个象，鸟爪子与嘴的特点是末梢锋利，所以当脉管左右两边僵硬且趋于锋利，中央空软，为一种脾死脉；水之流的脉管特点是脉管疲软无力地铺开，两边只是比中间微微有力，为另一种脾死脉。

《内经》是以脉管所展现的形状来诊断病位，相比寸关尺分部候诊病位的方法，《内经》的脉法更加细腻真实，完全是取象比类思维的应用；以《脉经》记载为主的分部诊法更加粗糙，且很多是机械僵化的应用。

如果说脉诊是先有的《内经》诊脉法，后发展出了《脉经》寸关尺三部诊法，是站不住脚的。因为《内经》的诊脉方法更加细腻，相比而言，发现寸关尺三部对应人体脏器，比发现脉的形状对应病位容易得多，且《脉要精微论》中已经有精细的分部诊脉记载。《内经》之所以不采用分部诊法来诊断病位，是因为通过脉形诊断病位更加真实客观，而非因为时代局限而没有发展出来。

人体是一个整体，脉也是一个整体，局部的变化是整体失调的局部表现，因此整体脉所呈现的形象会在每一部脉中都有呈现，只是有的某一部脉会呈现得清晰明显或某一部脉最不明显，即某一部脉独。

大部分情况下脉象独处藏奸之处与病位一致：如果脉形诊断为肺脉，大部分情况下右寸脉会独异于其他脉。对于大部分简单的病，

经典视角下的明医解读——朱丹溪

这种对应是容易诊察的。而对于复杂的病证，病位经历了传变，会在多个局部脉中都留下一些独特的改变。究竟哪一部脉是病人当下真正的病位，哪一部脉是真正的独，从不同的角度看会得出不同的独，这需要一定的经验和问诊的辅助，才能找到真正的病位。

人当下的病位只能在一处，脉之形象只能出现五脏脉这几个脉形中的一个。我们掌握了整体的脉形，以脉形为标准再去看局部脉，以局部脉作为辅助，就能找到真正的独。后世明理的医生虽然非常重视独处藏奸的诊断方法，但是都是暗合于经典，能够清晰地从乱相中找到真实的病位。

"人之生也柔弱，其死也枯槁"，随着人体之气由柔软变枯槁，人体便会由健康转为病态直至死亡，脉亦如此。正常的五脏脉是柔软的，而五脏死脉是枯槁的。恒久处于恬淡虚无，则是对身体最好的锻炼，恒久如此人体内脏强壮，即使偶有小恙亦能快速恢复。末世之病难治，皆在于远离本真，平时"忧患缘其内，苦形伤其外"，脏腑本已如枯槁，故"小病必甚，大病必死"。当人体有不适时，起初只有病机的异常，只要人能一直保持恬淡虚无，则病不能深入到五脏，脉显现五脏平脉之象，病易治。如果人远离恬淡虚无，再加之失治误治，则病之形体出现五脏之象，脉亦显现五脏病脉之象，则病难治。若身体枯槁，脉象显现五脏死脉之象，则不治。

七、《内经》脉法的相关疑问

学习中医既不能不努力，也不能不合规律胡乱努力，努力的方向应该是按照经典的指引以看清疾病的真相。后世中医明家辈出，皆是由经典发展而来，理清经典的诊疗思绪，再看后世明家之作，则源流清晰，越学越明。

看清疾病之法莫如摸脉，《内经》中的脉诊体系非常清晰，一个是建立在阴阳六经为辨证切入点的人迎气口脉法；一个是建立在五行藏象为辨证切入点的五脏脉法。准确地掌握脉诊的纲领，可以直接知道病人气的状况，则疾病无所遁形。从哲学上可以无限地神话经典，可以将经典讲得玄之又玄。如果真正愿意去践行经典，想要在临床中行出经典，就必须放下自己的胡思乱想，去真实地沿经典的纲领去体会脉诊，通过脉诊把握人体气机的关键。

我们致力于学习中医，需要经历一个转变，由原先不知道病人疾病的真相转为真实地看清疾病的真相。没有学医之前，我们面对疾病是一片迷茫，不知痛苦之根源；学医之后如果仍然不知道病痛的根源，那么学再多的医学知识也无用武之地。真实地看到病痛的根源是学医的转折点，只要真实地看到疾病的真相，就不会再被各种不合于理的说法误导，也不会费尽脑筋地去猜想、推理，而是会练习基本功，使自己看到的病机更加真实细腻。真实看到病机的关键篇章就是《灵枢·终始》中的人迎气口脉法与《素问·平人气象论》与《素问·玉机真脏论》的病位与病机脉法。

通过气的来去判断病机，通过脉管鼓起时的形状判断病位，这样所判断的病机与病位只能是唯一的，不能出现多个病机与多个病位。很多人总是习惯地提出疑问：是否人体会同时出现多个病机与多个病位？只要我们清晰地明确《内经》中关于病机与病位的定义，而不是以自己的理解去解读，就会知道病机与病位分别只能有一个。中医的病位是建立在取象比类思维上的五脏病象，病机亦是以此思维描述气的异常，故会产生"一人之气，病在一脏"。在治疗的过程中病机与病位都会发生改变，治疗亦需要随着病机与病位的改变调整处方。

很多人或许会问，既然病位只能是一个，那《内经》中的传变是否意味着多个脏器损伤，病位是否应该为多处？比如病人的病位从肝病传到脾病又传到肾病，是否意味着有三个病位呢？无论疾病经过多少次传变，当下的病位只能在一处。如果病人经过了肝病到脾病到肾病，那么当下的病位是肾病，因为当下正邪只在此交战。"不代化，不违时"，这是中医的治疗原则，只有春天才适合播种，如果播种不合时宜虽耕种无错，亦不会有收成。治病救人亦是如此，只有气到了那里我们才能采取相应针对该脏的治疗方法。如果当下位于肾病，只能通过各种方法引导肾病之象恢复，不能去针对其他脏器治疗，治之亦无功。肾病之象在正确的治疗恢复后，人体其他脏器的损伤或可随之而愈，或亦会显现其他脏象之病，但病势较肾病缓解许多，再随证治之，此为正确治疗。具体如何治疗肾病又需要审慎地思辨，不能只知攻与补，需根据病机的不同、整体气血的状况而论治。

五脏脉法与六经脉法都是在同一段脉管上诊察，因为记录的方式不同而有了不同的结果。

五脏脉法，手指是追随着脉搏在记录气之来去以及脉形；六经脉法，手指并不去追踪脉搏，而是静静地在一个地方等待脉搏，静静地在浮位摸到脉象，再下按到中位静静地等待记录脉象，再往下按至较沉的位置，记录手指位于不同层次脉象变化。无论是五脏脉法还是六经脉法，相同的都是在客观公正地以取象比类的思维描述指下脉搏的感觉，都是在描述气之象，而非如现代医学般记录具体细节的特异变化。

后世所有的明医在具体脉诊操作纲领与顺序上有不同，只要我们真实地通过《内经》的诊脉法看清疾病，即使后世出现再多的方法，我们也都能看清楚是如何由经典变化而来，是否合于经典。丹溪先生的诊脉法亦是从经典中来，他并不是严格地从学术上按照经典的方法操作，而是从临床实用的角度融合了两套脉诊方法，并结合了《脉经》中的分部病位诊法，如此亦能够真实客观地观察到病人的气机所在。

无论是病机脉还是病位脉，有的病人比较单纯，显现得非常清晰，不会产生混淆或模棱两可。有些病人的脉经过长久误治之后，脉象不很清晰，容易混淆，《内经》亦言："脾虚浮似肺，肾小浮似脾，肝急沉散似肾，此皆工之所时乱也。"对于容易混淆的脉象，先静下心来，不要急着定义指下的感觉，而是去体会这个脉象，如实地体会气的感觉与脉的形象，以取象比类的思维描述脉象，并以色与症相验证，这样练习越摸脉越准确。

在我的临床带教中，我的心得是：学生越接近恬淡虚无，摸脉时越安静，掌握脉诊越快速准确；反之，越是浮躁急于求成的学生，虽然努力可就是摸不准脉象，脉摸不准就始终入不了经典之门。

八、总结

学习中医最重要的就是要扎稳经典的地基，有此地基则可在这之上随意搭建。地基包括三个方面：一是恬淡虚无的心；二是源自天性的取象比类思维；三是客观公正地看清疾病的根源。

老子言："人法地，地法天，天法道，道法自然。"人若要幸福，先要保证有形的身体是健康的，否则纵吃山珍海味亦无任何幸福可言。所以对于想要真正幸福的人，不应去追逐外在的名与利，这并不利于我们真正获得幸福，而应顺应身体的规则去行动，这是幸福的基础。在此基础之上所做之事，才能真正地对人对己有益。有形之身体对应在天地间即是大地，故人当法有形之地而生活。

有形身体的变化受无形之气血决定，有什么样的气血便有什么样的形体。故身体当以气血为法则，有形之地法无形之天，无形的气血需要得到天地的滋养才能够长生不衰，所以人的气血当随天地之法则而变化。而无形之天当以天地之变化规律为法则，此规律即是道。道的运行规律便是自然，即是天性，是一切的本源状态。人在最放松的状态下自然而然地活动就是符合规律的，上古圣人的教育就是教授百姓如何道法自然地生活，中医治病之目的也是尽力使远离道的病人回归自然，使扭曲的气血回归自然。因此恬淡虚无的心是中医产生的根源，也是学习中医的关键。

取象比类思维是一种洞察事物本源的思维习惯，形成了这种思维就不会被人体的表象迷惑，而是通过表象体会内在气的状态。这样在临证时不是在用力思考，而是放松下来通过方方面面来体察病人气的状态，形体、色泽、症状、脉象皆可清晰真实地表现内在之气的状态。这种思维是中国文化所特有的，我们以此思维观察后世医家的思想，如果他们的思想是围绕着表象展开，无论看似多么有道理，也可以知道这些医家的方法论是错误的，不可能找到疾病的真相。如果思想是围绕着内在的气在展开，且没有以个人的意志来推演或曲解，只是如实地描述气的各种变化规律，此思维必合于经典。放松下来轻柔反复地阅读经典，经典自然会修复我们的思维，再经过与世俗事务的磨合，我们的思维会越来越纯真省力，会体会到远超过名利所带来的幸福，如获新生，故曰终始。

后世技法很多，可以分为看到真相的技法和推测真相的技法。推测真相的技法有的把疾病推演得特别玄奥，有的设计一个虚假的概念解释各种疾病，更有甚者连推测真相都不愿意去做，直接告诉你用什么技法治疗，这些都是在有意无意地欺骗。

真正的中医必须要放弃各种虚假概念与猜测推演，让自己安静下来，再安静下来，穿透表象真实地看到疾病的真相，这真相就是导致人体疾病的气的偏倾状态。看到真相是成为明医的必备条件，所有明医都能够真实地通过望、闻、问、切准确地知道气的状态。由于古代一切以临床为导向，并不重视学术的严谨性，所以每个中医都用自己习惯的语言，来描述他所看到的真相，都用自己的阴阳五行标尺来记录。虽然明医的标尺有差异，但是源头都是经典，我们首先要明晰掌握经典的标尺。

经典以阴阳与五行的标尺，准确地描述了人体内在气的状态，借助这个标尺清晰真实地看清人体气的偏倾，真实地知道外部表现的内在改变，看清真相。以此标尺看后世明医的诊疗法则，就会知道大家的标尺有差异，切入的方式不同，但所描绘的都是一个真相。

从明经典到明后世，越来越明，越明越细，是中医成才最快的道路。

静下来，体会到经典所描述的真相，如果体会不到不要躁动，要更加地静下来，体会到之后亦需再静以使自己体会得更加深入，如此才是真正的为道日损之学。

后　记

　　本书为我个人反复读《格致余论》的体会，也是我在临床应用朱丹溪理法的心得，仅为管窥蠡测，远不及丹溪先生的真实水平。读者千万不要因为本书而拉低丹溪先生的高度，读者一定要自己去读丹溪先生的著作，会发现很多本书中未谈及的宝藏。

　　本书也不能反映宋代大儒的真实内心境界，读者也千万不要因为本书而拉低了宋理学家的高度，一定要自己去读以二程为代表的理学著作。

　　本书更不敢以自己卑微的学识去注解经典，任何的语言在经典面前都是渺小的，故本书必然拉低了经典的高度，读者一定要自己去读去体会经典。

　　丹溪先生曰："医为吾儒格物致知一事。"学中医不是学知识，而是真实地体会到外在疾病表象与内在之气的关系。如果认为中医学是一门求知的学科，就会四处求别人不知道的知识与别人不知道的演算方法。我相信大部分人学习中医之初都是在求知，当经历到掌握了一大堆的知识却看不好病的痛苦时，就会相信丹溪先生的教诲。中医是格物致知的学问，是训练自己的心，让自己的心宁静真实地感受事物，只有自己改变了才能够驾驭中医之术。这改变包括心回归恬淡虚无，性回归天性，思维回归取象比类，这个改变是学

后
记

习中医所获得的最大财富。读者在格物医理中必然会发现本书粗陋之处，望读者不要被本书牵绊，本书只是尽力为读者与明医之间搭一座桥梁，因为本人水平所限，仅能以此方式引导，望读者海涵。

感谢人生中遇到经典，使人生变得丰富美丽。感谢师弟师妹们长期对我的支持，我对经典与明医的心得体会，都是在与他们一同学习中点滴汇聚而成。感谢前辈们对我的肯定与提携，感谢家人与朋友们长久的支持，要感谢的人太多，不能——致谢，感谢大家。

王伟

2020 年 7 月

经典视角下的明医解读——朱丹溪